oekom

ClimatePartner°
klimaneutral
Verlag | ID: 128-50040-1010-1082

CO_2-Emissionen vermeiden, reduzieren, kompensieren –
nach diesem Grundsatz handelt der oekom verlag.
Unvermeidbare Emissionen werden durch Emissions-
minderungszertifikate mit Gold Standard ausgeglichen.
Mehr Informationen finden Sie unter: www.oekom.de

Bibliografische Information der Deutschen Nationalbibliothek:
Die Deutsche Nationalbibliothek verzeichnet diese Publikation
in der Deutschen Nationalbibliografie; detaillierte bibliografische
Daten sind im Internet über http://dnb.d-nb.de abrufbar.

Gesellschaft für ökologische Kommunikation mbH,
Waltherstraße 29, 80337 München

Umschlaggestaltung und Innenlayout: Büro Jorge Schmidt
Umschlagabbildung: laif/Enver Hirsch
Tierfotos: Michael v. Lüttwitz (Augsburger Huhn),
Dieter Kraft (Limpurger Rind), Uta Böttcher (Ramelsloher Huhn), Uwe
Wünsch (Leicoma), wikipedia (Glanrind, Orig. Allgäuer Braunvieh,
Rhönschaf), Ingo Wandmacher (alle anderen).
Lektorat: Susanne Darabas
Korrektorat: Maike Specht
Satz: Ines Swoboda, oekom verlag

Druck: CPI books GmbH, Leck
Dieses Produkt ist auf Druckpapier gefertigt, das nach den
Richtlinien des Forest Stewardship Council® (FSC®) für
verantwortungsvolle Waldbewirtschaftung zertifiziert ist.

ISBN 978-3-86581-460-9

FSC
www.fsc.org
MIX
Papier aus verantwortungsvollen Quellen
FSC® C083411

Jens Mecklenburg

Raritäten von der Weide

66 Nutztiere, die Sie kennenlernen sollten, bevor sie aussterben

Inhalt

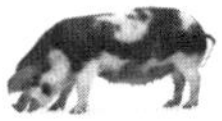

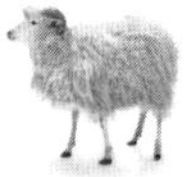

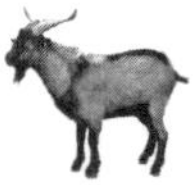

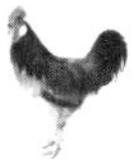

Was sind uns unsere Nutztiere wert?

Durch bäuerliche Landwirtschaft die Artenvielfalt retten

Das Landleben als pure Idylle? Zumindest auf den Verpackungen unserer Lebensmittel, in Prospekten für ländliche Urlaubsziele und in unseren Kinderbüchern. Dort ist die Welt noch in Ordnung. Dort suhlt sich fröhlich grunzend ein Schwein im Schlamm. Eine Kuh liegt friedlich dösend mit ihren Kälbern in der Sonne. Ein majestätischer Hahn stolziert zwischen seinen gackernden und nach Körnern pickenden Hühnern umher. Ein Schaf schaut versonnen vom Deich aufs offene Meer.

Wir alle haben, was die Produktion unserer Lebensmittel angeht, bestimmte Bilder im Kopf. Bevorzugt romantische Bilder. Dass die Realität jedoch meist anders aussieht, ist uns Verbrauchern durchaus bewusst. Die Lebensmittelskandale der Vergangenheit dürften mittlerweile vielen Konsumenten verdeutlicht haben, dass die Tiere, die uns mit Eiern, Milch und Fleisch versorgen, kaum auf idyllischen Kleinbauernhöfen mit viel frischer Luft und Auslauf gelebt haben, sondern größtenteils einer hocheffizienten und hochtechnisierten Industrie entstammen und nie das Tageslicht gesehen haben. Mit immer gravierenderen Folgen für Tier, Mensch und Umwelt. Um ständig Milch zu geben, muss eine Kuh jedes Jahr ein Kalb bekommen. Eine »moderne« Zuchtsau wirft mehr Ferkel, als sie Zitzen hat. Heutige Geflügelrassen können sich nicht mehr auf den Beinen halten, sie wachsen zu schnell, und sie werden zu schwer. Die Gier nach Billigfleisch führt zu immer höherer Produktion und damit zu industrieller Tierhaltung. Deutschland entwickelt sich zum Maststall Europas, der subventionierte Fleischexport boomt. Derzeit leben knapp 13 Millionen Rinder, davon 4,3 Millionen als Milchkühe, 28 Millionen Schweine, knapp 70 Millionen Masthühner und 36 Millionen Legehennen in Deutschland. Jedes Jahr werden es mehr. Nimmt man Schafe, Puten und andere Nutztiere hinzu, leben insgesamt fast doppelt so viele Nutztiere in Deutschland wie Menschen. Die Massentierhaltung führt dazu, dass unsere Böden, die Luft und die Gewässer immer stärker belastet werden. Ein Mastschwein verbraucht fast eine Million Liter Trinkwasser in seinem kurzen Leben. Nicht, weil es so durstig ist – der Großteil wird dazu gebraucht, sein Futter anzubauen. Unsere Nutztiere werden vor allem mit Soja gefüttert, das zum größten Teil aus Südamerika importiert wird. Für den Sojaanbau mussten allein in Brasilien bereits 21 Millionen Hektar Regenwald weichen. Zudem wird bei der Sojaproduktion überwiegend auf gentechnisch veränderte Pflanzen gesetzt, mit unerforschten Risiken für Mensch, Tier und Natur. Je intensiver die Tierhaltung, desto schärfer wird der Konflikt zwischen Bauern und Verbrauchern. Machen wir uns nichts vor: Die Landwirtschaft hat zunehmend ein Akzeptanzproblem.

Alte Rassen sterben aus

Ein weiteres Problem kommt hinzu, denn auch die Artenvielfalt leidet unter der Hochleistungsproduktion von Fleisch, Milch und Eiern. Die Schweine aus den Mastbetrieben der Republik bekommt man als Außenstehender kaum noch zu Gesicht, ebenso wenig das Federvieh, das zumeist in fensterlosen Großbetrieben hinter verschlossenen Türen gezüchtet wird. Allenfalls sieht man noch Rinder oder Schafe auf ihren Weiden grasen, und das auch nur, wenn es einen in ländliche Regionen verschlägt. Folge der Zustände hinter den Zäunen der Zuchthäuser: Die Artenvielfalt in den Mastbetrieben der deutschen Fleischindustrie ist auf dem Tiefpunkt. Nur wenige Hochleistungsrassen decken rund 98 Prozent des hohen Bedarfs an günstigem und immer verfügbarem Fleisch ab. Die ehemals artenreiche Nutztierlandschaft ist im Begriff zu verarmen. Die Welternährungsorganisation FAO führt insgesamt 7.600 Rassen, darunter Rinder,

Schweine, Schafe, Ziegen, Büffel, Yaks und Kamele auf. 740 Rassen werden in ihrem Bericht als bereits ausgestorben aufgelistet. 20 Prozent gelten als besonders stark gefährdet. In den nächsten 20 Jahren rechnet die FAO mit einem Totalverlust von weiteren 2.000 Haus- und Nutztierrassen.

Wer den Begriff »biologische Vielfalt« hört, denkt meistens nur an Tiere und Pflanzen in freier Natur. Doch seit mehr als 10.000 Jahren züchtet der Mensch auch Nutzpflanzen und domestiziert Tiere. Aus den wenigen, weitgehend einheitlichen Wildtierformen entstanden im Laufe der Zeit eine große Anzahl neuer Rassen – bei Rind und Schaf waren es deutlich mehr als 1.000, bei Ziege und Schwein immerhin noch mehr als 500. Ab dem 18. Jahrhundert blühte die gezielte Zucht von Nutztieren auf. Aus den vielerorts herausgebildeten Landschlägen, Produkt und Spiegelbild der Region, in der sie heranwuchsen, entstanden moderne Kulturrassen. Die Wissenschaft hielt Einzug in die Tierzucht, man verständigte sich auf Zuchtziele und Zuchtverfahren, führte sogenannte Herdbücher ein und hielt Leistungsschauen ab. Doch viele dieser alten Kulturrassen sind im Verlauf des 20. Jahrhunderts schon wieder ausgestorben, viele andere sind in ihrem Bestand bedroht, je nach Tierart sind es bis zu 40 Prozent der heute noch existierenden Rassen. Jede Form einer Art unterscheidet sich genetisch von der anderen. Jede Rasse ist einzigartig. Sobald sie ausgestorben ist, ist sie für immer verloren.

Für die Turbomast nicht geeignet

Viele alte Nutztierrassen haben den Menschen über lange Zeit begleitet und sind durch die strukturellen Veränderungen in der Landwirtschaft mittlerweile akut in ihrer Existenz gefährdet. Der vor einigen Jahrzehnten noch bestehende Reichtum an regionalen und bisweilen lokalen Rassen ist der Dominanz einzelner Hochleistungsrassen gewichen, die nach rein quantitativen Kriterien gezüchtet und gehalten werden. Das Deutsche Weideschwein ist Ende der 1970er-Jahre ausgestorben, sein Genmaterial ist unwiderruflich dahin. Und wem ist das Glanrind noch ein Begriff? Die aus Rheinland-Pfalz stammende Rasse ist robust, anspruchslos und kann eine anständige Milchleistung vorweisen. Seit knapp 200 Jahren wird sie in ihrer Heimat reinrassig gezüchtet und ist trotzdem in ihrer Existenz bedroht. Oder das Angler Sattelschwein mit seiner prägnanten schwarz-weißen Färbung? In der Nachkriegszeit ob seines fetthaltigen Fleisches beliebt, begann mit dem Wirtschaftsaufschwung der Rückgang der Nachfrage. Der Wunsch der Konsumenten nach magerem Fleisch verdrängte allmählich das urwüchsige Vieh mit seinen stark ausgeprägten mütterlichen Instinkten. Auch das lebhafte Tiroler Weideschaf ist heute eher unbekannt. Trotz seines als besonders schmackhaft geltenden Fleisches und seiner ausgezeichneten Anpassungsfähigkeit an Bergregionen spielt es landwirtschaftlich kaum noch eine Rolle und ist stark gefährdet. Die heutigen Nutztiere sollen geltenden Ansprüchen gemäß nicht in die Landschaft passen, sondern in die Fabrik.

Der Einheitsbrei der Nutztierrassen, der durch Hochzüchtung entstanden ist, landet schließlich auf den Tellern und in den Mägen der Bevölkerung. Geschmackliche Vielfalt sucht man vergeblich im üppigen Fleischangebot der Supermärkte, ebenso vergeblich wie gute Qualität und ethisch und ökologisch vertretbare Zuchtbedingungen.

Haltungsfragen

Bis in die 1960er-Jahre pflegten die Bauern noch eine zumeist artgerechte Schweinehaltung. Weidefütterung, traditionelle Ställe. Die Erzeugung war an Qualität orientiert. Das Metzgerhandwerk blühte. Selbst Franzosen und Italiener bestaunten die Vielfalt und die Qualität der deutschen Wurst. Und heute, gut 40 Jahre später: Das Metzgerhandwerk stirbt aus, die Qualität von Fleisch und Wurst sinkt und sinkt. Kein Wunder: Ist doch die Schweinemast längst zu einer tierquälerischen, ethisch verwerflichen Angelegenheit geworden. Von 100 Tieren, die gegessen werden, haben 99 nicht wirklich gelebt. Sie wurden geboren, um in riesigen Hallen mit 10.000 und mehr Tieren dahinzuvegetieren, um möglichst schnell viel Gewicht auf ihre schwachen Rippen zu bekommen. 99 Prozent des in Deutschland verkauften Schweinefleisches entstammen der Turbomast. Das subventionierte, hoch profitable Gewerbe wird heute von wenigen multinational tätigen Firmen kontrolliert. Und was wirklich erstaunt: Normalerweise arbeiten Hersteller ständig an einer Verbesserung ihres Produkts – nur beim Fleisch nicht. Aromatisch saftiger Kochschinken? Kaum mehr im Angebot, dafür zusammengepappte Fasern, genannt Formschinken.

Früher feierten Schweine vor dem Schlachten noch ihren ersten Geburtstag, heute geht es nach fünf Monaten Turbomast in die Schlachtfabriken, in denen täglich 10.000 Schweine getötet, zersägt, zerlegt und abgepackt werden. Schweine sind zur reinen Handelsware verkommen. In Viehtransportern werden sie häufig über Hunderte Kilometer vom Zucht- zum Schlachtort gekarrt. In Deutschland werden mittlerweile drei Viertel aller hier geborenen Ferkel in Osteuropa geschlachtet. Und die Zustände während der Reise der Tiere schreien häufig zum Himmel: qualvolle Enge, drückende Hitze im Sommer, unerträglicher Durst. Gerade einmal 75 mal 100 Zentimeter stehen einem 90-Kilo-Schwein in der konventionellen Haltung zu. Man stelle sich einen Menschen vor, der auf einem knappen Quadratmeter leben, schlafen und gleich an Ort und Stelle seine Notdurft verrichten muss. Eine Tortur. Sie dürfen nur noch fressen und ausscheiden, fressen und ausscheiden. Suhlen, soziale Kontakte und Kommunikation – Fehlanzeige. Ihre Sinne verkümmern. Sie leiden unter ihrem Gewicht. Kreislaufschwäche, Muskel- und Gelenkerkrankungen sind die Folgen. Der Platznot und dem Stress folgen Krankheiten und der massenhafte Einsatz von Medikamenten. Der Haltungsstress führt dazu, dass die Schweine vermehrt Enzyme und Stoffwechselprodukte ausscheiden, die zu dem sogenannten PSE-Fleisch führen. Übersetzt: pale, soft, exudative (blass, weich, wässrig). Jeder Koch kennt das Phänomen, wenn sich das Schnitzel in der Pfanne zusammenzieht, nach dem Braten nur noch die Hälfte seiner ursprünglichen

Größe hat. Das Fleisch ist zäh und trocken. Nussigen Eigengeschmack, der gutes Schweinefleisch auszeichnet, sucht man vergebens. Und für solch minderwertiges Fleisch quälen wir unsere Schweine? Grausam und absurd! Würden wir unsere Hunde und Katzen so halten wie unsere Schweine, die Nation würde auf die Barrikaden gehen.

Treue Begleiter

Seit langer Zeit begleiten Nutztiere den Menschen in seinem Alltag und stillen seine grundlegenden Bedürfnisse. Das früher weitverbreitete Hausschwein war ein beliebter Fleischlieferant, das Geflügel legte wertvolle Eier. Rinder versorgten ihre Besitzer mit Milch, Fleisch und Leder, das Schaf wärmte sie als lebende Wollfabrik. Schon in der Jungsteinzeit begannen unsere Vorfahren, junge Wildtiere zu fangen, um sie auf den Menschen zu prägen und dann zu züchten. Belegt ist, dass es 8000 bis 9000 vor Christus die ersten von Menschen gezähmten Haustiere gab. Die Vorteile für unsere Ahnen waren überzeugend. Als Jäger und Sammler waren sie essenziell vom Jagderfolg abhängig. Schrumpften die Bestände der Wildtiere oder zogen sie in andere Gebiete, musste der Mensch hinterherziehen. Während des Übergangs zum sesshaften Menschen und zum Ackerbauern machte man sich dann zunehmend unabhängig vom aufwendigen Jagen und hielt sich die Tiere da, wo man auch lebte. Dieser Schritt war entscheidend für den weiteren gesellschaftlichen Fortschritt. Die gesicherte Verfügbarkeit von tierischen Eiweißen war eine der Grundlagen, um die Produktivität des Menschen zu steigern, und ermöglichte das Wachstum der urzeitlichen Gesellschaften. Dörfer, Städte und Staaten konnten entstehen, eine Entwicklung in der Menschheitsgeschichte, die ohne die kulturelle Leistung der Tierhaltung so nicht möglich gewesen wäre. Unseren Vorfahren nutzten etwa 20 unterschiedliche Wildtierarten, die zur Haltung am und im Haus geeignet waren. Im Lauf der Zeit entwickelten sich auf dieser Basis rund 7.600 Haustierrassen, die, bedingt durch ihre genetische Vielfalt, an die verschiedenen regionalen Gegebenheiten gut angepasst waren.

Diese bunte Rassenlandschaft, die sich aus guten Gründen entwickelt hatte, befindet sich seit Jahrzehnten im Niedergang. Bereits im 19. Jahrhundert standen die quantitativen Merkmale der Nutztiere hoch im Kurs, in der Folge verbreiteten sich besonders die großen, als wirtschaftlich wertvoll erachteten Rassen. Spätestens die strukturellen Veränderungen in der Landwirtschaft in den 50er-Jahren besiegelten für viele Traditionsrassen das wirtschaftliche Aus. Die Betreiber der Zuchtbetriebe entwickelten sich vom Bauern zum Fleischproduzenten, für regionale Besonderheiten einzelner Rassen gab es zunehmend keine Verwendung mehr. Mit den Jahren sank die Zahl der Züchter. Mittlerweile sind es nur noch wenige Riesenkonzerne, die einen Großteil des Marktes bedienen, ohne nennenswerte genetische Vielfalt. Dass die Fleisch produzierende Industrie, ein Milliardengeschäft, mittlerweile auf einige wenige Rassen setzt, ist rein ökonomisch begründet. Hochgezüchtete Tiere, die einen schnellen Fleischzuwachs garantieren, haben ihre weniger ertragreichen Artgenossen aus den landwirtschaftlichen Betrieben verdrängt. Die Ausschöpfung der züchterischen Möglichkeiten auf ein moralisch fragwürdiges Maß treibt das Aussterben alter Nutztierrassen weiter voran.

Der Markt bietet, was der Verbraucher verlangt, so wird es zumindest behauptet. Dem durchschnittlichen Konsumenten liegt in der Regel eher der niedrige Preis am Herzen als die Biodiversität, also die genetische Vielfalt der konsumierten Tiere. Gewünscht ist nicht, was schmeckt, sondern was billig und in großer Menge zu bekommen ist. Turbozuchtbetriebe, in denen ein Schwein nach nicht einmal einem halben Jahr zur Schlachtbank geführt wird, haben mit lebenswerter Aufzucht nichts mehr zu tun. Wenn Nutztiere auf engstem Raum zusammengedrängt und mit Medikamenten am Leben gehalten werden und dabei von naturbelassenem Futter nur träumen können, ist geschmackliche Vielfalt nicht zu erwarten. Aber da der Verzehr von Fleisch das Alltägliche und nicht das Besondere ist, muss dauerhaft für schnellen Nachschub gesorgt werden.

Die Vorteile regionaler Rassen

Und trotzdem gibt es sie noch, die seltenen Vertreter der traditionellen und ursprünglichen Nutztierrassen. Von der Öffentlichkeit nur am Rande wahrgenommen, nehmen die Versuche zu, alte Rassen zu schützen und zu erhalten. Von der Europäischen Union über verschiedene nationale Organisationen bis hin zu lokalen Vereinen werden immer mehr Anstrengungen unternommen, um ein weiteres Aussterben zu verhindern und die Artenvielfalt zu erhalten. Die Gründe für ein Engagement sind vielfältig: wissenschaftliches Interesse, die Bewahrung regionaler Besonderheiten oder die Leidenschaft für ein leckeres Stück Fleisch abseits der Industrieware. Aber warum lohnt sich der Einsatz für die Erhaltung des Rotbunten Niederrinds? Wäre die Welt ohne das Schwäbisch Hällische Schwein ärmer? Welche Vorteile bringt dem Verbraucher die Rettung der Weißen gehörnten Heidschnucke? Ist das Federfüßige Zwerghuhn so einzigartig, dass der Erhalt der Rasse die Bemühungen rechtfertigt?

Die Antwort ist schlicht und einfach: Ja. Der Erhalt der Artenvielfalt hat viele wichtige Aspekte. Die lange gemeinsame Geschichte von Mensch und Haustier ist einer davon. Es ist eine menschliche Kulturleistung, dass sich in den unterschiedlichsten geografischen Gebieten jeweils die ideale Rasse angesiedelt hat. So hält es außer der Moorschnucke wohl kaum eine Schafrasse lange in den unwirtlichen Mooren aus. Die optimale Anpassung der Tiere an ihre jeweilige Umgebung repräsentiert in besonderem Maße kulturelle Identität. Rinder und Pferde wurden vor der Verbreitung von Landmaschinen über Jahrhunderte hinweg auch zur Arbeit genutzt. Ist das Haustier nicht nur Lieferant von Lebensmitteln und Bedarfsprodukten, sondern zugleich Arbeitsgerät und Begleiter durch lange Arbeitstage, stellt sich zwangsläufig eine Bindung ein. Das Zusammenleben von Mensch und Tier ist also oft mit Emotionen verknüpft, das Tier ist keine Ware, sondern Mitgeschöpf. Diese Empfindungen verschiedenen Rassen und Tieren gegenüber mögen sich nicht rein der Logik wirtschaftlicher Interessen unterordnen, dennoch sind sie ein nicht zu unterschätzender Aspekt der Identifikation mit der eigenen Region und Heimat.

Zukünftige Probleme

Der Verlust der Biodiversität kann zu unvorhersehbaren Problemen führen, ihr Erhalt ist daher entscheidend für die Zukunft der Landwirtschaft. Die Verengung auf wenige Rassen in der Tierhaltung birgt Risiken, besonders im Hinblick auf bislang unbekannte Tierseuchen und -krankheiten. Dass einzelne Rassen unterschiedliche Resistenzen gegenüber Krankheiten aufweisen, ist bekannt. So sind die überwiegend genutzten Hochleistungsrassen erheblich anfälliger für Parasiten als die alten Landrassen. Die Tiere der hochtechnisierten Mastbetriebe weisen eine erheblich kürzere Lebenserwartung auf, ihre Fruchtbarkeit ist eingeschränkt, und viele wären außerhalb der von Menschen geschaffenen Lebensräume nicht lebensfähig. Ihre ursprünglicheren Artgenossen hingegen sind zumeist widerstandsfähig und robust. Zwar sind viele von ihnen im Wuchs kleiner und bringen weniger Gewicht auf die Waage, geben oft weniger Milch und erreichen später die Schlachtreife, dafür sind sie perfekt an ihre Lebensräume angepasst und liefern Fleisch von höchster Qualität. Die jahrhundertelange Anpassung an klimatische Verhältnisse hat sie perfekt auf die jeweiligen Regionen zugeschnitten. Ob vorwiegend niedrige oder hohe Temperaturen, alle Klimazonen haben ihre Bewohner gefunden. Die alten Nutztierrassen eignen sich im besonderen Maß für die alternative landwirtschaftliche Nutzung. Gerade im Bezug auf eine ökologisch korrekte und nachhaltige Nutzung der natürlichen Ressourcen haben sie schon heute die Nase vorn. Die Hochleistungszuchtrassen der Industriebetriebe hingegen verbringen ihr kurzes Leben in beheizten Ställen. Das ist nicht nur unnatürlich, sondern auch noch kosten- und energieintensiv und damit schlecht für die Umwelt. Alte Rassen kommen zudem erheblich besser mit energieärmerem Futter zurecht. Eine spezielle Nahrung ist nicht nötig, sie fressen, was die natürliche Umgebung hergibt. Ihre Anspruchslosigkeit bietet ein hohes Potenzial an Möglichkeiten, wie den kommenden Herausforderungen für Landwirtschaft und Tierproduktion zu begegnen sein wird. Daher ist es wichtig, die genetische Vielfalt zu bewahren und zu pflegen.

Doch nicht nur die höhere Widerstandsfähigkeit gegenüber Umwelteinflüssen und Krankheiten könnte die alten Rassen wieder für die vermehrte Zucht attraktiv werden lassen. Ähnlich wie Musik oder Kleidung sind auch unsere Ernährungsgewohnheiten bestimmten Trends unterworfen und folgen wechselnden Modeerscheinungen. Viele Leistungsmerkmale der traditionellen Haustierrassen sind bis jetzt unerkannt oder schon wieder in Vergessenheit geraten. Was heute als »unmodern« gilt, kann morgen schon wieder im Trend sein. So feierte beispielsweise das Finnische Landschaf ein unerwartetes Comeback. Nachdem die Population von über eine Million Individuen im Jahr 1950 auf rund 150.000 Tiere im Jahr 1967 zurückgegangen war, wurde entdeckt, wie robust und außerordentlich fruchtbar das Schaf ist. Die Population ist mittlerweile wieder stark angestiegen.

Esst, was Ihr schützen wollt

Dass auch die Verbraucheransprüche zu einem gesteigerten Interesse der Fleisch produzierenden Industrie an alten Rassen führen könnte, zeigt sich seit einigen Jahren. Immer mehr Verbraucher wollen genauer wissen, was sie essen, und legen vermehrt Wert auf die Art und Weise der Züchtung und Haltung der Tiere. Konnten viele alte Rassen den ökonomischen Anforderungen aufgrund rein quantitativer Nachteile nicht entsprechen oder waren sie schlicht aus der Mode gekommen, setzt mittlerweile ein Umdenken ein, das neue Möglichkeiten landwirtschaftlicher Nutzung bietet. Eine regional geprägte Küche, die sich im Einklang mit den Jahreszeiten und den örtlichen Gegebenheiten aus ökologisch unverfälschten Produkten zusammensetzt, wird für eine zunehmende Anzahl von Verbrauchern interessant. Sie möchten nicht mehr nur konsumieren, was die Industrie ihnen vorsetzt, sondern sich der artgerechten Tierhaltung, der nachhaltigen Erzeugung und des vernünftigen Umgangs mit natürlichen Ressourcen sicher sein. Diese wieder zunehmend gewünschte Art der bäuerlichen Landwirtschaft bietet gerade in Bezug auf die alten Nutztierrassen großes Potenzial. Die geschmacklichen Unterschiede zur Industrieware sind groß, die Qualität der alten Rassen macht das Essen wieder zum Genuss. Auch die nachhaltige Nutzung ökologisch schützenswerter Flächen ist mit den alteingesessenen Tieren möglich. Sie fressen die vorhandenen Pflanzen und sind nicht auf Nahrungsergänzungsmittel angewiesen. Zugleich leisten sie durch die ganzjährige Beweidung einen wichtigen Beitrag zur Landschaftspflege und zum Erhalt bedrohter Flächen, Pflanzen und Insekten.

Die traditionelle Ansiedlung in Nischengebieten bietet so die Möglichkeit einer günstigen Haltung der Tiere und macht sie zu einer vernünftigen Alternative zur konventionellen Zucht. Die alten Rassen wirtschaftlich zu nutzen ist die Voraussetzung zum dauerhaften Erhalt der genetischen Vielfalt. Maßnahmen, die nur das Erbmaterial sichern, etwa in Form tiefgefrorener Spermien und Embryonen, sind grundsätzlich sinnvoll, jedoch nur als unterstützende Schritte geeignet. Nur wenn es gelingt, die Aufmerksamkeit der Verbraucher auf die Vorteile der alten Nutztierrassen zu lenken und einen Markt für sie zu schaffen, haben sie eine wirkliche Chance zu überleben. Denn erst wenn die Nachfrage groß genug ist, um eine sichere wirtschaftliche Existenz aufbauen zu können, können wieder ausreichende Bestände entstehen. Daher ist der gezielte Konsum bedrohter Nutztiere ein guter Ansatz zu ihrer Rettung nach dem Motto: »Esst, was Ihr schützen wollt!« Belohnt werden wir mit geschmackvollem Fleisch und gehaltvoller Milch und nicht zuletzt mit attraktiver Lebensvielfalt. Was wollen wir mehr?

Vom Ur- zum Hausrind

Quantensprung für die Menschheit

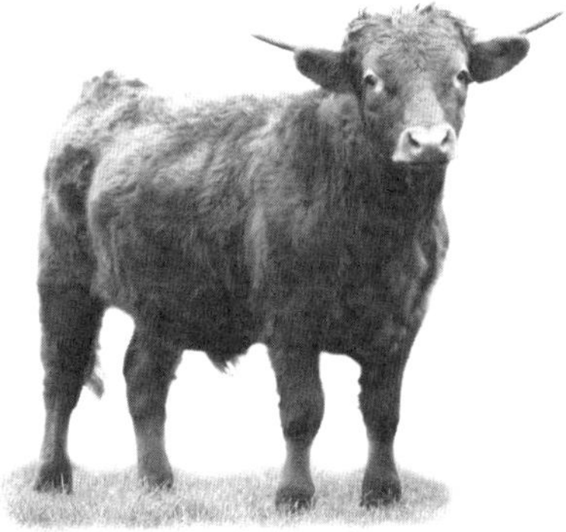

Die »Schöpfung« des Hausrindes bedeutete in der Entwicklungsgeschichte der Menschheit einen Quantensprung. Die ersten Domestikationsversuche mit Hund, Ziege und Schaf hatten unsere jungsteinzeitlichen Vorfahren schon hinter sich, als es ihnen gelang, Kuh und Bulle in ihren Hausstand einzuführen. Es begann das Zeitalter von Ackerbau und Viehzucht, die Voraussetzung für das, was wir heute Zivilisation und Moderne nennen. Auf einmal graste die ehemals gefährliche Jagdbeute friedlich neben der Hütte, und in geschützten Gärten reiften Obst, Gemüse und Getreide zur Ernte heran.

Durch das Hausrind waren nun nicht nur die Fleischtöpfe kontinuierlich gefüllt, unsere Vorfahren konnten ihren Hunger auch mit Butter, Milch, Quark und Käse stillen. Aus den Knochen wurden Werkzeuge wie Äxte hergestellt, mit Knochensplittern wurde genäht, geschnitten und geschabt. Mit den Sehnen wurden Flitzebögen bespannt, und Rindertalg erhellte brennend die dunkle Nacht. Ungegerbte Häute lieferten eine wasserdichte Bedachung für Zelte und Hütten, in denen man gut gewärmt unter Rinderfellen schlief, einige Zeitgenossen sogar schon weich auf einer mit Kuhhaaren gepolsterten Matratze. Rindsleder wurde zu Helmen und Schilden verarbeitet – ein guter Schutz vor gewalttätigen Nachbarn. Getrockneter Kuhdung wurde als Brennmaterial eingesetzt, Jauche und Mist düngten die Äcker und sorgten für eine gute Ernte. Und mit einem Ochsen vor dem Pflug wurde die Feldarbeit wesentlich einfacher und effektiver.

All unsere Hausrinder stammen vom Ur beziehungsweise vom Auerochsen (*Bos primigenius*) ab. Er siedelte in weiten Teilen Europas, Asiens und Nordafrikas. Mit einer Länge von über 3 Metern, einer imposanten Schulterhöhe von bis zu 2 Metern bei den Bullen (Kühe 1,50 Meter) und einem stolzen Gewicht von bis zu einer Tonne war der Auerochse bis zur letzten Eiszeit eines der mächtigsten Landtiere Europas. Die nach vorne geschwungenen Hörner wurden bis zu 80 Zentimeter lang. In West- und Mitteleuropa verschwand der Auerochse zwischen 1200 und

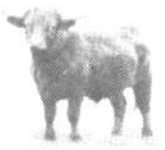

1400 nach Christus. Sein Lebensraum wurde immer kleiner, er wurde stark bejagt, und gegen seinen domestizierten Verwandten, das Hausrind, konnte er sich nicht behaupten. Am längsten hielt sich das Wildrind im Gebiet des heutigen Polen. Aber auch dort war seine Zeit bald abgelaufen. 1627 wurde die letzte Auerochsenkuh durch einen Wilderer erlegt.

Das Hausrind

Die Haltung von Hausrindern begann vor gut 10.000 Jahren in Anatolien und auf dem südlichen Balkan. Für Mitteleuropa gibt es die ersten Nachweise einer Nutztierhaltung aus dem 5. Jahrtausend vor Christi. Über Jahrtausende hinweg lieferte das Rind zuverlässig Milch, Fleisch und Häute und wurde als Zug- und Arbeitstier eingesetzt. Das Augenmerk der Züchter richtete sich noch im letzten Jahrhundert gleichermaßen auf Milch, Fleisch und Zugleistung. Mit der Mechanisierung der Landwirtschaft wurde die Zugleistung dann überflüssig. Heute werden Rinder vornehmlich zur Erzeugung von Milch oder Fleisch gehalten. Zweinutzungsrinder sind selten geworden, wie insgesamt nur noch wenige Rassen die Zucht von Milchkühen und Fleischrindern dominieren.

Knapp 13 Millionen Rinder leben bei uns in Deutschland, davon gerade einmal zwei Prozent in ökologischer Haltung. Sie versorgen uns im Jahr pro Kopf mit 9 Kilogramm Fleisch, 54 Liter Milch und 17,3 Kilogramm Joghurt. Gaben vor 60 Jahren Kühe jährlich noch etwa 5.000 Liter Milch, bringen es moderne Hochleistungskühe dank Kraftfutter und Züchtung auf bis zu 15.000 Liter Milch pro Jahr. Bedenklich ist auch, dass nur noch rund 40 Prozent der Kühe auf der Weide grasen dürfen. Gesund und tierfreundlich ist diese Entwicklung nicht! Und viele alte, regionale Rassen sind vom Aussterben bedroht. Aber es gibt auch Anstrengungen, die Vielfalt der Nutztierrassen und damit wichtige genetische Ressourcen zu erhalten. Besonders bei der Landschaftspflege sind die leichten und robusten alten Rassen wieder gefragt. Ein Hoffnungsschimmer?

Die Domestikation des Auerochsen rund 8.000 Jahre vor unserer Zeitrechnung war ein Meilenstein in der Geschichte der Menschheit. Erst das Hausrind machte die heutige Zivilisation möglich. Wenn wir also, in welchem Zusammenhang auch immer, auf ein Rind schauen, sollten wir es als hohes Kulturgut betrachten und es entsprechend würdigen. Kulturgüter gehören geschützt und verdienen eine respektvolle Behandlung.

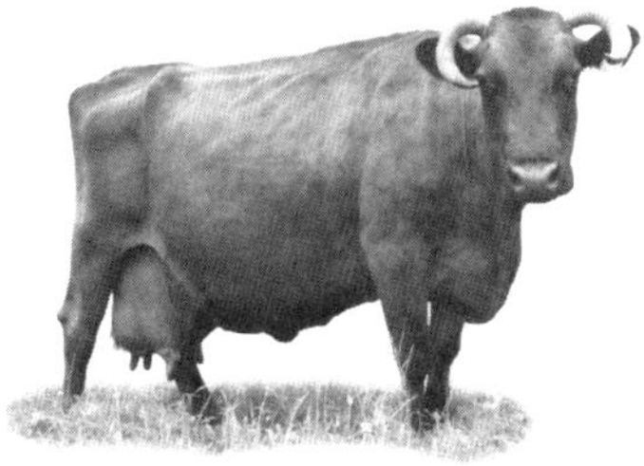

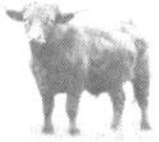

Angler Rind

»Schönmädchen« aus dem hohen Norden

Heute sieht man sie nur noch selten in der Region zwischen Schlei und Flensburger Förde. Dabei weideten noch in den 1930er-Jahren rund 80.000 Tiere dieser wunderschönen alten schleswig-holsteinischen Rinderrasse in Angeln. Heute ist der Bestand auf rund 400 Tiere geschrumpft. Die Rede ist vom Angler Rind alter Zuchtrichtung.

Schon um 1600 wird das rotbraune, mittelgroße, lange, elegant schmale Rind schriftlich erwähnt. Im 19. Jahrhundert begann man mit der planmäßigen Zucht. Nachdem es 1856 auf einer Ausstellung in Paris mehrfach ausgezeichnet worden war, fand das Angler Rind für zum Teil ungewöhnlich hohe Preise Abnehmer in Skandinavien, Russland, Italien, ja selbst in Argentinien. Geschätzt wurde das »Schönmädchen« – so wurde die Kuh genannt – wegen seiner hohen Milchleistung und der wertvollen Inhaltsstoffe der Milch. Wegen ihres hohen Fettgehaltes von 5,4 Prozent – meistens liegt er bei vier Prozent – wurde das Angler Rind auch als »deutsche Butterkuh« bezeichnet. Die Milch enthält zudem sehr viel Kappa-Kasein-B und eignet sich deshalb besonders gut zur Herstellung von Käse. Kasein ist der Eiweißanteil der Milch, der zu Käse weiterverarbeitet wird. In Italien wurde eigens eine Herde Angler Rinder aufgebaut, um die Milch zu Parmesan zu verarbeiten. Die hervorragende Güte der Produkte aus der Milch des Angler ist auch heute wieder gefragt.

Seit den 1960er-Jahren wurde durch gezielte Einkreuzungen von Rotvieh aus Skandinavien die gute Milch- und Fleischleistung der Angler Rinder noch gesteigert. Die Rasse wandelte sich dadurch jedoch erheblich, die alte Zuchtrichtung wurde fast völlig verdrängt. Und damit die ursprünglichen Eigenschaften, die die heutigen Hochleistungsrassen nicht mehr haben: Das Angler Rind ist kräftig, gut zu Fuß und relativ genügsam, was es sogar für unwirtliche und klimatisch extreme Regionen zu einem gefragten Vertreter seiner Art macht. Der Futteraufwand ist im Verhältnis zur Milchleistung günstig, die Kuh bekommt leicht ihre Jungen, bis zu sieben Kälber sind keine Seltenheit, während die hochgezüchteten Artgenossen bei drei bis vier Kälbern an ihre Grenzen stoßen.

Methusalem unter den Rindern

Das Angler Rind eignet sich durch seine Widerstandsfähigkeit besonders zur extensiven Haltung auf der Weide und hat eine hohe Lebenserwartung – gerne bis zu 16 Jahre, für eine Kuh ein biblisches Alter. Rund 15.000 Angler Rinder gab es im Jahr 2000. Doch der Anteil der reinrassigen Tiere alter Zuchtrichtung im Herdbuch war verschwindend gering. Nur noch 60 traditionelle Angler Rinder waren vermerkt, die übrigen Vertreter waren die nahen Verwandten aus der Hochleistungszucht. Dass die verbliebenen Repräsentanten der Landrasse mit zehn bis 16 Jahren schon relativ betagt waren, kam erschwerend hinzu. Der ehemalige Exportschlager stand kurz vor dem Aussterben, doch die Technisierung der Landwirtschaft, die den alten Rassen das Überleben erschwerte, war in diesem Fall die Rettung: Tiefgefrorenes Erbmaterial von reinrassigen Ahnen der 60er-Jahre war noch ausreichend vorhanden, so konnte man die Bestände sichern. Mittlerweile sind die Aussichten für das Angler Rind wieder etwas positiver, nicht zuletzt auch, weil es neben bester Milch ausgezeichnetes Fleisch liefert, das Spitzenköche wie qualitätsbewusste Verbraucher gleichermaßen zufriedenstellt. Das wohlschmeckende Fleisch besitzt ein ungewöhnlich gutes Safthaltevermögen bei einem geringen Bindegewebsanteil und einem guten Anteil an intramuskulärem Fett. Alles in allem ein absolut delikates Geschmacksvergnügen. Seine lange Geschichte und die Qualität von Milch und Fleisch sollten dem Angler

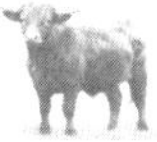

Rind alter Zuchtrichtung das Überleben sichern. Außerdem gehört das »Schönmädchen« zur Kulturlandschaft wie der Schlei-Fjord und die lieblich hügelige Umgebung.

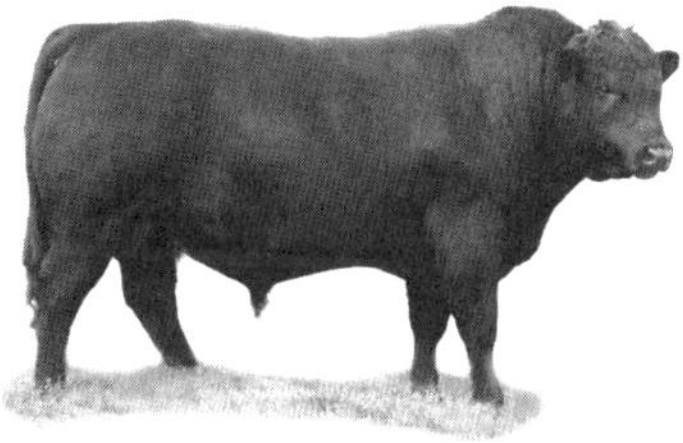

Angusrind

Deutsch-Schotte mit keltischen Vorfahren

Das Angusrind wurde vor 200 Jahren in Schottland aus alten keltischen Landschlägen gezüchtet. Die Viehzüchter an der schottischen Ostküste reagierten als Erste auf die sich durch die Erfindung der Eisenbahn und der Dampfschifffahrt bietenden Marktchancen. Vorher war mit schottischen Masttieren kein Geschäft zu machen, da sie auf den langen Fußmärschen zu den Märkten und Schlachthöfen von Birmingham und Manchester zu viel Gewicht verloren. Mit der Eisenbahn wurde alles anders. Die gewitzten Schotten züchteten mit dem Angus die erste reine Fleischrasse, die hornlos war und sich daher besonders gut für die Reise mit der Bahn eignete (keine Verletzungsgefahr). Auch wurde das Angus nicht – wie damals noch üblich – als Arbeitstier, sondern allein für den Fleischverzehr gezüchtet. Das Aberdeen Angus wurde im 19. Jahrhundert ein Exportschlager, viele Länder bauten mit den Angusrindern eigene Zuchten auf. In den 1950er-Jahren kamen die ersten Tiere auch nach Deutschland, vor allem in den Norden. Hier wurden sie mit dem schwarzbunten Niederungsrind gekreuzt. In dieser Zeit wurde die Basis für ein deutsches Angus geschaffen. Das ideale Rind für die aufkommende Mode, Rindfleisch nicht nur als Gulasch und Sauerbraten zu verzehren, sondern auch als kurz gebratenes Steak, ist das Fleisch der Tiere doch besonders delikat – feinfaserig, zart und gut marmoriert. Die Hinterläufe des mittelgroßen Angusrindes als Träger der wertvollen Teilstücke wie Beefsteak, Rumpsteak oder Filet sind besonders ausgeprägt.

Mit sich im Reinen

Die mittelrahmigen, lang gestreckten, meist schwarzen Tiere – es gibt aber auch braune, graue und rote – haben ein ruhiges, ausgeglichenes, geradezu friedfertiges Wesen und Temperament. Die Kühe sind bereits mit 15 Monaten geschlechtsreif. Die meisten kalben erstmalig nach nur zwei Jahren und kommen in der Regel ohne menschliche Hilfe aus. Die Kühe verhalten sich sehr mütterlich. Eine ausgewachsene Kuh wird 700 bis 800, ein Bulle bis 1.200 Kilogramm schwer. Deutsche Angusrinder sind wie ihre schottischen Vorfahren robust und daher für eine ganzjährige Freilandhaltung gut geeignet. Die Rasse wird heute besonders in der Mutterkuhhaltung eingesetzt. Mit circa 9.000 in den Herdbüchern der Landesverbände eingetragenen Zuchttieren ist das Angus in keiner Weise gefährdet, es gehört aber auch nicht zu den »Turborindern« für die Billigfleischverramschung im Discounter. Das Angus ist ein solides Rind für eine solide bäuerliche Landwirtschaft, daher ist es besonders bei Biobauern beliebt. Es wird aber auch zunehmend gern von Nebenerwerbslandwirten gehalten, denn für dic Haltung ist nur ein geringer Arbeitsaufwand nötig. In optimaler Umgebung ist das Rind mit sich im Reinen. Das schöne, freundliche und vitale Tier mit seinen schottisch-deutschen Wurzeln kann allerdings nur bei artgerechter Haltung seine hervorragende Fleischqualität erreichen. Aber dagegen ist ja nun wirklich nichts einzuwenden!

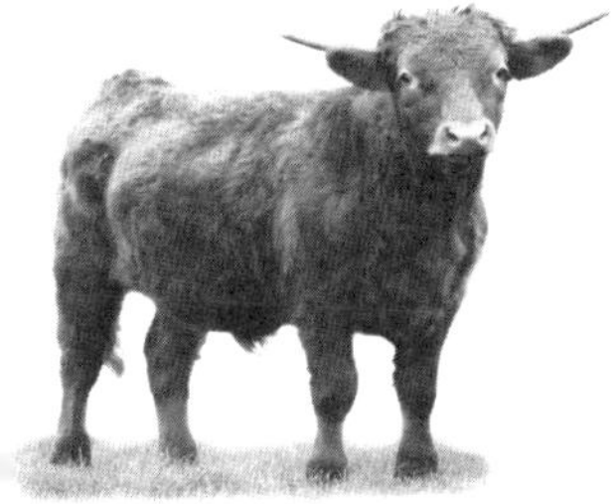

Dexter

Die Kuh des kleinen Mannes

Wer zum ersten Mal ein Dexter-Rind auf der Weide erblickt, traut seinen Augen kaum. Das schwarze, rotbraune, gelegentlich auch graubraune Rindvieh ist mit seinem kurzen, breiten Kopf, dem breiten, tiefen Rumpf, der stark bemuskelten Hinterhand und den nach oben gerichteten Hörnern eine imposante Erscheinung, aber mit einer Schulterhöhe von gerade mal einem Meter ist das Dexter auch Europas kleinste Rinderrasse. Das aus hohem Gras kaum herausschauende Rind bringt immerhin 300 bis 400 Kilogramm auf die Waage, ein Bulle, im Stockmaß nicht viel höher, sogar rund 500 Kilogramm, wenn er mit drei Jahren ausgewachsen ist. Die Wiege der Dexter ist das Irland des 19. Jahrhunderts, damals das Armenhaus Europas. Die Versorgungslage war katastrophal, viele Iren wanderten nach Amerika aus. Mister Dexter, Verwalter auf den Ländereien des Lord Hawarden, züchtete eine anspruchslose Hauskuh, eine sogenannte Einfamilienkuh, um den Bedarf seiner Landsleute an tierischem Eiweiß zu decken. Er kreuzte Kerrykühe mit einheimischen, zwergwüchsigen schwarzen Bergrindern. Heraus kam ein kräftiges, in Haltung und Fütterung anspruchsloses Rind, das eine irische Durchschnittsfamilie ausreichend mit Milch, Butter, Käse und Fleisch versorgen konnte. Der Dung der Kuh fand auf dem eigenen kleinen Kartoffel- oder Gemüseacker Verwendung. Mehr Nachhaltigkeit war kaum möglich.

Familienversorgungskuh

Im modernen Irland wird die Rasse nicht mehr gehalten. Sie fiel dem Trend zu höherer Leistung durch mehr Größe und Masse zum Opfer. So ist ihr Bestand seit den 1960er-Jahren insgesamt gefährdet. Doch Liebhaber in England, Dänemark und Deutschland – besonders im Taunus und in Norddeutschland – haben sich der Zucht des liebenswürdigen Rindes angenommen. Rund 400 Herdbuchtiere sind für Deutschland verzeichnet. Die kleinen Kühe geben erstaunlich viel schmackhafte Milch, im Schnitt 3.000 Kilogramm im Jahr, bei guten 4,3 Prozent Fettgehalt – die meisten Züchter halten sie heute aber wegen ihres schmackhaften Fleisches. Wer es einmal probiert, wird begeistert sein: Es ist gut marmoriert, zart und mit leichtem Biss und hat einen kräftigen Rindfleischgeschmack mit einer dezenten Wildnote. Ein Fleisch für Feinschmecker.

Die Zeiten, in denen jede Familie ihre Kuh hielt, sind vorbei. Welcher Haushalt kann heute schon täglich 20 Liter Milch verbrauchen, die die modernen »Turbokühe« geben? Die Milchmenge der Dexter-Kuh ist hingegen für Hobbybauern ideal, auch hinsichtlich ihrer problemlosen Haltung – für Selbstversorger ist sie die ideale Kuh. Vielleicht ergibt sich hier eine Marktnische, und die gute Grundidee des Mister Dexter kann durch seine Rinder weiterleben. Aber auch wenn heute nicht jeder seine eigene Kuh halten kann oder möchte: Das Dexter-Rind ist eine liebenswerte Erinnerung an alte, kargere Zeiten und sollte uns in seiner Besonderheit noch lange erhalten bleiben.

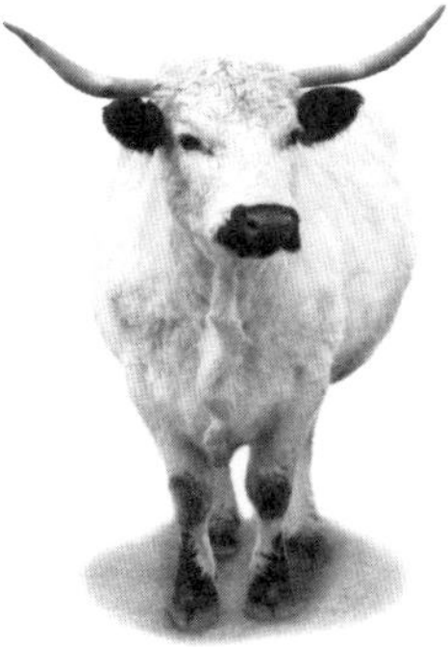

Englisches Parkrind

Urrind mit gutem Sozialverhalten

Das Englische Parkrind (White Park) ist vermutlich die älteste noch existierende Hausrinderrasse. Während der Auerochse im 17. Jahrhundert ausstarb, um als Nachzüchtung Anfang des 20. Jahrhunderts wieder aufzuerstehen, ist das Parkrind seit

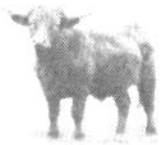

mehr als 2.500 Jahren unverändert geblieben. Es wird angenommen, dass das weiße Rind ein direkter Abkömmling des Auerochsen ist.

Das Parkrind ist äußerst robust und widerstandsfähig und fühlt sich ganzjährig in freier Natur am wohlsten. Es ist ein ruhiger Vertreter seiner Art, ausgeglichen und zeigt ein ausgeprägtes Sozialverhalten. Typisch für das Rind ist seine weiße Fellfarbe mit einigen schwarzen Flecken. Die Hörner sind wie beim Auerochsen seitlich nach oben gebogen. Der Bulle ist etwa 130 Zentimeter groß (Widerristhöhe) und bringt bis zu 700 Kilogramm auf die Wage. Die Kuh ist nur unwesentlich kleiner, wiegt aber »nur« 500 Kilogramm.

Bereits die Kelten sollen von dem ungewöhnlichen weißen Rind fasziniert gewesen sein. Ihre Priester, die Druiden, verehrten es als Symbol religiöser Reinheit und opferten es ihren Göttern. Ab dem 12. Jahrhundert waren es die neu entstehenden Burganlagen in England, die zur Erhaltung der Rasse beitrugen. Die verwilderten Herden wurden nun in den angrenzenden Parks gehalten, aus dieser Zeit stammt auch der Name Englisches Parkrind. Insbesondere die beachtlichen Hörner der Bullen waren beliebte Jagdtrophäen des Adels. Auch Charles Darwin wusste das Rind zu schätzen und unterzog es einer Langzeitstudie. 1919 wurde in England ein Verband zum Schutz der Uraltrasse gegründet. Man betrachtete das White Park Cattle als britisches Kulturgut. 1940 wurden ein Bulle und fünf Kühe in die USA exportiert, um sie für den Fall der Fälle vor den Nationalsozialisten zu schützen. Nach dem Zweiten Weltkrieg wäre die Rasse trotzdem fast ausgestorben. Heute leben weltweit wieder rund 1.000 Tiere, die meisten davon in England, Schottland und den USA. Die letzten Exemplare der Parkrinder werden meist zur Fleischerzeugung und zur Landschaftspflege gehalten. Die einzige deutsche Zuchtherde befindet sich im Nutztierpark Arche Warder in Schleswig-Holstein. Hier weiden 25 Exemplare der altenglischen Schönheit.

Rind mit Wildnote

Kulinarisch kann man sich auf die Aussage vom Hamburger Sterne- und TV-Koch Christian Rach verlassen. Er hatte einmal das Glück, das Fleisch eines geschlachteten Parkrindes erwerben und zubereiten zu können. Es war seiner Aussage nach zart mit leichtem Biss und hatte einen kräftigen Rindfleischgeschmack mit leichter Wildnote. Der Koch war begeistert. Aber allein dass es das Englische Parkrind immer noch gibt – seine Blutgruppe ist unter den westeuropäischen Rinderrassen einzigartig –, sollte uns nicht Freude und Erbauung genug sein. Der Erhalt der ältesten heute noch existierenden Hausrinderrasse sollte Aufgabe der gesamten Europäischen Union werden: Mehr Kulturgut geht nicht!

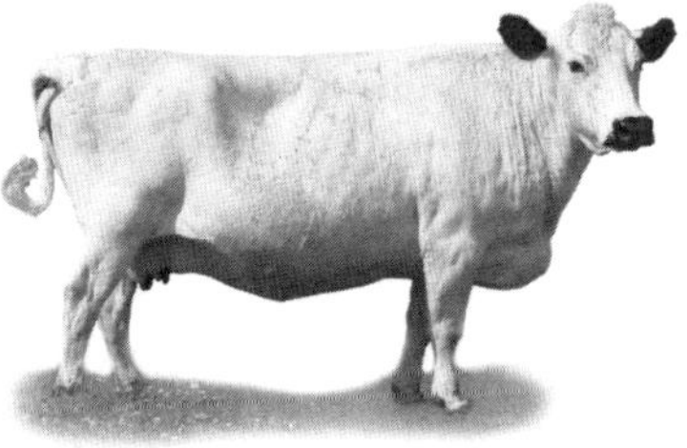

Fjällrind

Schwedische Bergkuh

Seit Menschengedenken beweiden Kühe ohne Hörner die skandinavische Halbinsel. Besonders das Fjällrind, ein kleines, zierliches Rind mit feinem Knochenbau, war lange Zeit das schwedische Rind schlechthin. Die intelligenten Tiere suchten sich am Tag ihr Futter selbst in Wald und Flur und kamen am Abend von selbst zum Hof »ihres« Bauern zurück. Wild und doch sehr anhänglich, wenn sie sich an den Menschen gewöhnt haben, lassen sie sich gerne kraulen. Die Ursprünge der schwedischen Bergkuh reichen weit in die Frühzeit der Domestikation zurück. Wie auch bei anderen Uraltrassen (zum Beispiel dem Englischen Parkrind) weist die weiße Färbung mit schwarzen, gelegentlich roten Flecken auf diesen historischen Ursprung hin. In den letzten 200 Jahren waren die nur 1,20 Meter kleinen und knapp

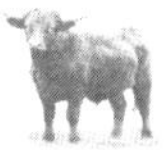

450 Kilogramm leichten Fjordrinder dem Leistungsdruck der von Süden und Westen vorrückenden Edelrassen nicht mehr gewachsen. Sie wurden in die Berge des hohen Nordens zurückgedrängt. Klirrender Frost, Schneegestöber, Dauerdunkelheit im Winter und blutsaugende Mückenschwärme im Sommer machten dem Svensk Kullig Boskap - so die Originalbezeichnung - nichts aus. Und doch nahm die Population des ruhigen und friedlichen Wikingerrindes immer mehr ab. Die Menschen aus dem Land der Fjorde und Schären decken ihren Bedarf an tierischem Eiweiß bevorzugt mit Fischen aus den reichlich vorhandenen Flüssen, Seen und Meeren. Ihr Bedürfnis, dem Rindvieh zusätzliche »Fleischpakete« anzuzüchten, war nicht sonderlich ausgeprägt. Das Augenmerk liegt im Gegensatz zu anderen Robustrinderrassen bei der Milchleistung. Bei gutem Futter sind von der Fjällkuh 4.000 bis 5.000 Liter wohlschmeckende gehaltvolle Milch mit über vier Prozent Fett im Jahr zu bekommen, aus der man hervorragenden Käse produzieren kann. Schon sieben bis acht Liter sollen für ein Kilo Käse ausreichen. Sonst rechnet man mit zehn Liter Milch für ein Kilo Käse.

Mehr Schein als Sein

Um die an sich schon gefährlich geschrumpfte Fjällrindpopulation wäre es vor einigen Jahrzehnten fast ganz geschehen gewesen. Ein prächtiger, gänzlich weißer Bulle wurde ob seiner Schönheit sehr intensiv zur Zucht genutzt. Dass Schönheit aber nicht alles ist, kennen wir auch von uns Menschen. Der prächtige Stier vererbte seinen Nachkommen unterentwickelte Hoden. Keine gute Voraussetzung für den Erhalt der Rasse. Und kein Einzelfall. Es stellte sich heraus, dass besonders reinweiße Stiere nicht die besten Vererber sind, und so setzte man wieder auf gepunktete, pigmentierte Tiere. Zwar ist sie immer noch vom Aussterben bedroht, mittlerweile kümmert sich aber der schwedische Staat um den Fortbestand der Rasse. Vor allem Biobetriebe nehmen sich der schwedischen Bergkuh wieder an, und auch in Deutschland fand das Fjällrind eine neue Heimat:

Circa 100 Tiere leben bei uns. An der mecklenburgischen Seenplatte wirken die getüpfelten Skandinavier seit einigen Jahren als Entwicklungshelfer und zeigen uns, wie vorzüglich Rinder in Naturschutzgebieten als Landschaftspfleger Gutes tun können. Besonders wenn sie so robust und leichtfüßig wie die Wikingerrinder sind. Hätte man dem Fjällrind schon früher mehr Aufmerksamkeit geschenkt, wäre es auch nicht zu der Legende gekommen, dass die Wikinger Hörner an ihren Helmen trugen. Ausgrabungen am legendären Kultur- und Handelszentrum der Wikinger in Haithabu ergaben, dass die Helme der Wikinger hörnerlos waren. Warum sollten sie auch Hörner an ihren Helmen tragen, wo ihre Rinder doch auch keine trugen?

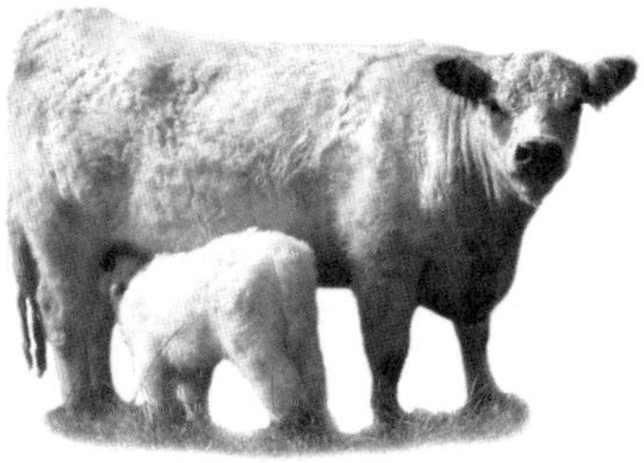

Galloway

Schottischer Naturschützer

Jahr für Jahr sieht man mehr friedliche, wuschelige, hornlose Galloway-Rinder in Deutschland weiden. Meist ziehen kleine Herden der ältesten Fleischrinderrasse der Britischen Inseln als »Landschaftspfleger« ganzjährig durch unsere Naturschutzgebiete. Das Kult- und Kulturrind der Schotten mit seinen uralten keltischen Wurzeln wird problemlos mit den mehr als kargen Hochlandbedingungen seiner Heimat fertig.

Galloways gibt es in den Farbvarianten schwarz mit mahagonifarbenen Haarspitzen (sie machen 85 Prozent der Population aus), blond (dun), rot und weiß mit dunklen Pigmentflecken – zum Beispiel mit schwarzen Ohren, Fesseln und Klauen oder einem schwarzen Maul. Die kleinen robusten Rinder mit dem langen, weichen, welligen Haar (mit dichtem wärmenden Unter-

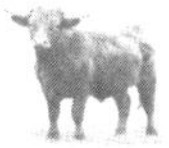

haar) stammen ursprünglich aus der Region Galloway im Südwesten Schottlands. In ihrer Heimat »präparierten« sie die verkrauteten Weiden für die Schafe, denn sie fressen auch Pflanzen wie Binsen, Disteln und Quecken, die von den Wolltieren verschmäht werden.

Seit Jahrhunderten haben sich Galloways nicht verändert, es wurden keine anderen Rassen eingekreuzt. 1878 wurde in Schottland ein Zuchtverband gegründet. Bei einer Widerristhöhe von 125 Zentimetern bringt eine Kuh etwa 580 Kilogramm auf die Waage, ein Stier bei 135 Zentimeter Höhe um 850 Kilogramm. Der Kopf ist kurz und breit. Ihre im Verhältnis zum Körpergewicht großen und flächigen Klauen verhindern, dass die Tiere in tiefem, sumpfigem Gelände einsinken. Galloways sind nicht groß, dafür kompakt, mit einem tiefen Rumpf und einer ausgeprägten Wamme. Rinderhalter schätzen das ruhige und friedfertige Wesen der schottischen Rinder. Nicht zuletzt wegen ihrer Widerstandsfähigkeit und Anspruchslosigkeit, was Futter und Haltung angeht, haben sie ab Anfang der 1980er-Jahre in Deutschland eine stattliche Karriere als Hobby-, Bio- und Naturschutzrind gemacht. Mit ihrem leichten, schonenden Gang zerstören sie selbst in sumpfigem Gelände kaum die Grasnarbe. Auch führt ihr schichtweiser Verbiss zu einer großen Artenvielfalt. Der Schotte ist langlebig, spätreif, fruchtbar und gebärt seine Kälber ohne Probleme, auch draußen im Winter und bei hohen Minusgraden.

Vorzeigeemigrant

Der Schotte mit dem langen Fell und dem fransigen Schopf ist eines der seltenen positiven Beispiele dafür, dass alte und gefährdete Nutztierrassen auch heute noch ihren Platz in der Landwirtschaft finden können und unsere Natur- und Kulturlandschaften bereichern – sogar in einer neuen Umgebung. In Deutschland weiden mittlerweile mehr Tiere als in ihrer ursprünglichen Heimat – gut 5.000 Herdbuchtiere sind registriert.

Sie nutzen Grenzstandorte, düngen Brachland, weiden Pferdewiesen nach und pflegen vor allem Naturschutzgebiete. Meist werden sie von Biolandwirten gehalten, die die Feinschmecker unter den Verbrauchern mit gesund gewachsenem, fein marmoriertem Fleisch mit leichter Wildnote beliefern. Angeblich soll das Fleisch vom Galloway schon bei den Römern beliebt gewesen sein, und die haben ja nun wirklich etwas von Qualität verstanden.

Wir sollten den Schotten für ihr Galloway-Rind dankbar sein.

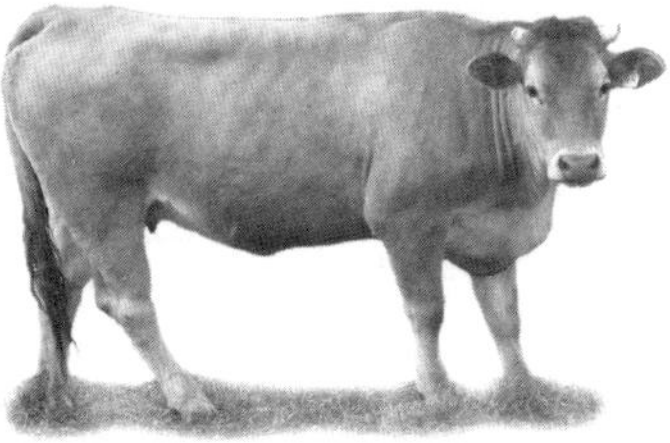

Glanrind

Pfälzer Tausendsassa

Die Wurzeln des einfarbig gelben Rindes mit markanten Aufhellungen um Augen und Maul sowie im Bereich des Bauchs und der Beine liegen im Südwesten Deutschlands in der hügeligen Region des Nordpfälzer Berglandes. Bekannt sind das Glanrind, das entlang des gleichnamigen Flusses gehalten wurde und eine hervorragende Milchleistung bot, und das Donnersberger Rind, das seine Heimat auf dem unweit gelegenen Bergmassiv hatte und als hervorragendes Arbeitstier galt. Beide Viehschläge wurden in der zweiten Hälfte des 18. Jahrhunderts erstmals namentlich erwähnt und glichen sich durch Züchtung so stark einander an, dass sie seit 1898 als gemeinsame Rasse gelten. Früher noch als Glan-Donnersberger Rind bezeichnet, hat sich heute die Bezeichnung Glanrind durchgesetzt. Das Glanrind ist ein Alleskönner. Es war seit jeher ein Dreinutzungsrind, das den Bauern bei der Arbeit half und ihnen zuverlässig Milch (4.000 Kilogramm pro Jahr) und Fleisch einbrachte. Dabei war das gelbliche Rind

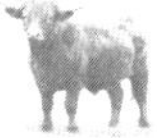

robust und hatte ein freundliches Wesen. Kein Wunder also, dass die Franzosen 1803, als die Pfalz an Frankreich fiel, das Rindvieh zum »Normviehschlag« für ganz Ostfrankreich erklärten. Zwölf Jahre später – die Pfalz war wieder deutsch – rangen französische und deutsche Züchter um die besten Tiere. Dem mit über 15 Jahren besonders langlebigen Rind wird die Nationalität egal sein, aber Rheinland-Pfalz ist bis heute seine Heimat geblieben. Bei der anspruchslosen und bergfähigen Landrasse erreichen die Bullen mit einer Höhe von gut 150 Zentimetern ein Gewicht von bis zu 1.300 Kilogramm, die Kühe werden bis zu 800 Kilogramm schwer und erreichen eine Höhe von etwa 140 Zentimetern.

Vom Arbeitstier zum Feinschmeckerrind

Mit einer Population von aktuell rund 2.000 Tieren ist es gelungen, die Bestände ein wenig zu stabilisieren, und das, nachdem das Glanrind schon fast ausgestorben war. 1984 wurden nur noch 25 der Traditionsrinder gezählt. Noch Ende der 50er-Jahre lag die Population bei fast einer halben Million arbeitsamen Pfälzer Rindern. Doch auch das Glanrind musste den veränderten Anforderungen der Landwirtschaft Tribut zollen, in den folgenden Jahren gingen die Bestände rasant zurück. Um die Milchleistung des Dreinutzungsrindes zu erhöhen, begann man schon in den 50er-Jahren Rotes Dänisches Milchvieh einzukreuzen. Das Zuchtergebnis war zwar hinsichtlich der höheren Milchleistung erfolgreich, doch die genetischen Eigenschaften des Glanrinds gingen verloren. Der Rassetyp änderte sich durch die Einkreuzung, und aus dem Gelbvieh wurde ein Rotvieh. Schon zwei Jahrzehnte später geriet der genügsame Futterverwerter fast vollständig in Vergessenheit. Als sich in den frühen 80er-Jahren ein Arbeitskreis zur Erhaltung der Rasse gründete, aus dem 1985 der Verein zur Erhaltung und Förderung des Glanrindes hervorging, war es fünf vor zwölf. Mit 25 Kühen und der glücklichen Fügung, dass es noch tiefgefrorenes Erbmaterial gab, wurde das Traditionsrind vor dem Aussterben bewahrt.

Heute wird das Gelbvieh für die Arbeit auf dem Feld nicht mehr benötigt. In Mutterkuhherden mit ihren Kälbern leben sie drei Viertel des Jahres im Freien und grasen auf Weiden und Bergwiesen. Durch ihre jahrhundertelange Ausrichtung als Arbeitstier verfügen sie wie ihre berühmten Verwandten aus Japan, die Wagyu- und Kobe-Rinder, über besonders gutes Fleisch. Das ausgeprägte Muskelfleisch ist durch einen besonders hohen Anteil an geschmacklich wertvollen roten Fleischfasern und durch dünne Fetteinlagerungen (Marmorierung) charakterisiert. Lässt man dem Glanrind genügend Zeit zur Gewichtszunahme und hält es auf der Weide, erzielt man ein zartes und aromatisches Fleisch von bester Feinschmeckerqualität. Bei der alljährlichen »Donnersberger Glanrindwoche« bieten Restaurants allerlei Spezialitäten rund um das Rind an. Die rheinland-pfälzerische Antwort auf das japanische Kobe-Rind ist: das Glanrind!

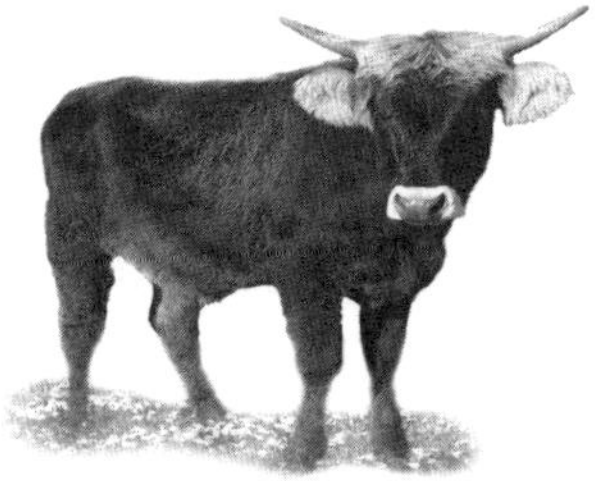

Heckrind

Auerochse der Neuzeit

Auerochsen sind die Vorfahren unserer heutigen modernen Rinderrassen. Noch vor 500 Jahren zogen sie in Herden durch Europa, Asien und Nordafrika. Auch in Deutschland prägten sie über Jahrtausende die Landschaft. Stiere konnten eine Schulterhöhe von stolzen 2 Metern erreichen und wogen bis zu 1.000 Kilogramm. Ihre imposanten Hörner, die bis zu 80 Zentimeter lang werden konnten, waren begehrte Trophäen und Trinkgefäße, die auf keiner Festtafel bei Hofe fehlen durften. Im Phyletischen Museum in Jena kann man ein 8.000 Jahre altes Auerochsenskelett aus einem thüringischen Moor bewundern: ein Geschenk des Großherzogs Karl August an Goethe. Schon seinerzeit galt der

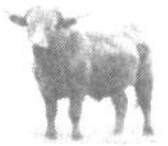

Bos primigenius als ausgestorben. Hatte doch 1627 ein Wilderer in einem Wald bei Warschau die letzte bekannte Auerochsenkuh erlegt. Damit wäre das Thema Auerochse nur noch eines für die Geschichtsbücher gewesen, wenn nicht in den 20er-Jahren des 20. Jahrhunderts die Zoologen Heinz und Lutz Heck es sich zur Aufgabe gemacht hätten, das urzeitliche Rind »neu zu erfinden«. Alte Stiche und Gemälde lieferten ihnen die Zuchtvorlage. Die Münchner und Berliner Tierparkdirektoren suchten sich alte, ursprüngliche Rassen und kreuzten Ungarische Steppenrinder, Schottische Hochlandrinder, Allgäuer, Angler und Korsische Rinder sowie Kampfstiere aus Südfrankreich und Spanien. Im Laufe von Jahrzehnten wurde so dem Auerochsen neues Leben eingehaucht. Vermutlich waren sie selbst von ihrem »Erfolg« am meisten überrascht.

Stolz und wild

Einige Herden ziehen nun ganzjährig als Landschaftspfleger über die wilden Weiden von Naturschutzgebieten. An den Weserauen und im schleswig-holsteinischen Eidertal kann man die neuzeitlichen Auerochsen in freier Wildbahn bewundern. In Belgien und Holland sind sie schon länger in Sachen Naturschutz unterwegs. Auch wenn die heutigen Heckrinder in Größe und Widerstandsfähigkeit ihre Urahnen (noch) nicht erreichen (1,30 bis 1,40 Meter Schulterhöhe), bieten sie dennoch einen imposanten Anblick mit ihren massigen Vorderkörpern und ihren weit ausladenden Hörnern. Die dunkelbraunen bis schwarzen Auerochsen haben ein zottelig langes Winterfell, das im Sommer kurz und glatt wird. Wenn man sie auf der Weide erblickt, sollte man Abstand halten, denn im Gegensatz zu anderen Robustrinderrassen wie Galloway und Schottisches Hochlandrind sind sie keineswegs friedlich. Ihr Gemüt ist wie in früheren Zeiten stolz und wild. Ein Züchter wusste zu berichten, wie ein seinem Besitzer entlaufener Schäferhund von seiner 30-köpfigen Herde zuerst eingekreist und dann zu Tode getrampelt wurde.

Ihr dunkelrotes Fleisch schmeckt intensiv nach Rind und hat dabei eine interessante Wildnote und einen leichten, aber angenehmen Biss. Der kräftige Geschmack macht das Würzen fast überflüssig. Ein Fleisch für Gourmets.

Es schmeckt aber nicht nur ausgesprochen gut, es ist zudem auch noch gesund, da reich an Vitaminen und wichtigen Omega-3-Fettsäuren. Als Landschaftspfleger mit Geschmack dürfte eigentlich der Zukunft des Heckrinds nichts mehr im Wege stehen. Puristen mögen über den »synthetischen« Auerochsen die Nase rümpfen, aber wer kann schon besser und vor allem anschaulicher über den wilden Ahnen unseres Hausrinds Auskunft geben als das Heckrind?

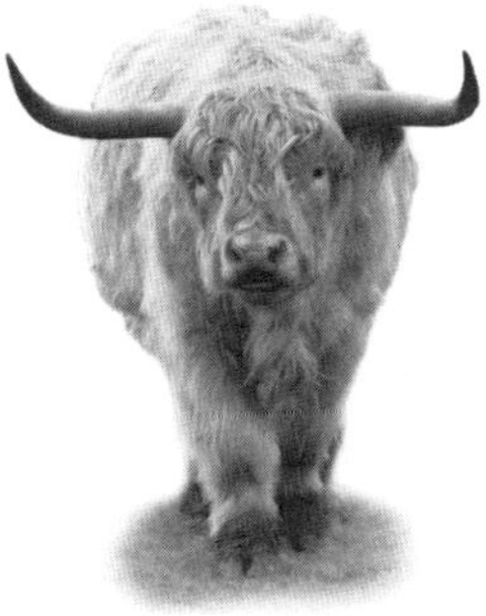

Highland Cattle

Schottische Schönheit

Was wäre unsere Kultur und Küche ohne das Rind? Es begleitet uns seit Jahrtausenden und schenkt uns Sahne, Butter, Käse, Fleisch, Knochen, Fell und Leder. Gute Gründe also, das Rind zu achten und zu schätzen und gut zu behandeln. Vor etwa 8.000 Jahren wurden im Vorderen Orient und im Mittelmeerraum erstmals Hausrinder gehalten. Zu Zeiten der Antike wurde schon eine rege Zucht betrieben. Außer als Milch- und Fleischlieferant war das Rind auch Labsal für Geist und Seele, friedlich weidende Rinder galten schon den antiken Dichtern als idyllisches Gegenbild zur rauen gesellschaftlichen Wirklichkeit.

Mit dem Untergang der antiken Kultur kam für mehr als 1.000 Jahre die züchterische Entwicklung ins Stocken. Erst Anfang des 19. Jahrhunderts erlebte die Zucht eine neue Blüte. In

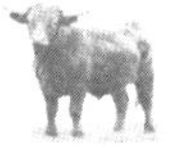

diese Zeit fällt auch die Entwicklung des Schottischen Hochlandrindes – Highland Cattle –, dessen Heimat in West- und Zentralschottland und auf den Hebriden liegt. Die Highlands nördlich von Edinburgh und Glasgow zählen zu den rauesten Regionen Europas. Die Landschaft ist geprägt von Heide, Moor und Sümpfen, kleinen Krüppelgehölzen und steinigen Hügeln. Das kleinrahmige, zottelige, rot- oder dunkelbraune, gern auch mal schwarze, weiße oder gescheckte Rind ist an diese raue Landschaft gut angepasst. Es verfügt über ein gutes »Schuhwerk« in Form von harten Klauen und begnügt sich mit Binsen, Weideblättern und Erika als Mahlzeit. Bei dieser auch für Rinder kargen Kost sind weite Wanderungen nötig, um sich den Pansen zu füllen. Ebenfalls erstaunlich: Die Rasse wird seit 200 Jahren in unveränderter Form und ohne jegliche Einkreuzungen gezüchtet. Ein Zuchtverband wurde erst 1884 gegründet.

Ein »urigeres« Rind ist in unseren Breiten kaum zu finden. Daher bedienten sich die Gebrüder Heck (Zoodirektoren in Berlin und München) in den 30er-Jahren des vorigen Jahrhunderts bei ihrem Versuch, den ausgestorbenen Auerochsen zu rekonstruieren und neu zu züchten, großzügig beim Highland Cattle.

Imposanter Biorasenmäher

Die beliebten Landschaftspfleger – auch Prinz Charles unterhält eine Herde – kamen Anfang der 80er-Jahre nach Deutschland und Österreich. Die meisten von ihnen weiden ganzjährig in Naturschutzgebieten und in extensiver Weidewirtschaft. Das lange dichte Fell schützt sie auch bei extremen Minusgraden vor der Kälte. Vor einer direkten Begegnung muss keiner Angst haben: Trotz imposanter Erscheinung samt breit ausladenden Hörnern sind die Tiere äußerst friedlich, dabei robust, vital und ursprünglich. Ihre Kälber bringen sie ohne menschliche Hilfe zur Welt, und von Krankheiten werden sie selten geplagt. Erst im vierten Jahr erlebt die Kuh die Mutterfreuden, und ein Bulle mit seinen 600 bis 800 Kilogramm wird mindestens drei Jahre alt, meist sogar vier und fünf, bevor er geschlachtet wird. In früheren Zeiten wurde das Rind auch mal vor den Pflug gespannt oder zum Reiten gesattelt. Wie der berühmte Whisky dieser Region braucht auch das Schottische Hochlandrind eine lange Zeit zur Reifung. Dafür wird man mit ausgesprochen hochwertigem und schmackhaftem Fleisch mit leichter Wildnote belohnt. Es ist fett- und cholesterinarm und hat einen hohen Anteil an wertvollen Proteinen. Es wird bei Anhängern biologischer Küche und in der gehobenen Gastronomie sehr geschätzt. Vielleicht gibt es deshalb mittlerweile mehr Herdbuchtiere in Deutschland (circa 3.500) als in seiner schottischen Heimat.

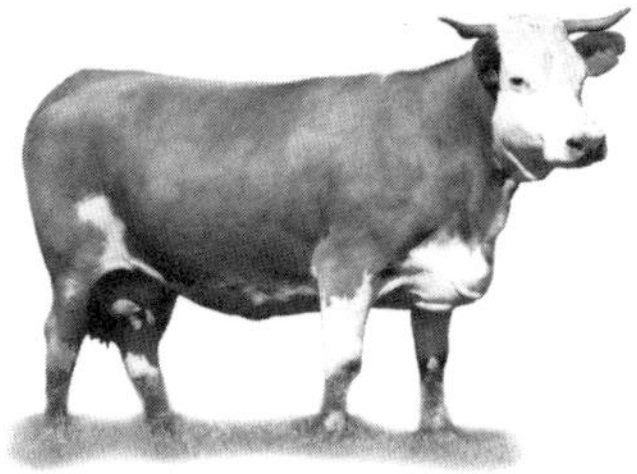

Hinterwälder Rind

Gutmütiger Schwarzwälder

Die Hinterwälder Rinder gelten bei einer Schulterhöhe von nur 120 Zentimetern bei den Kühen und 130 Zentimetern bei den Bullen als eine der kleinsten Rinderrassen Mitteleuropas. Sie sind auch die langlebigsten Rinder in Deutschland. Kühe mit 18 oder gar 20 Jahren bei bester Gesundheit sind keine Seltenheit. Auch ihre im Laufe der Jahre geborenen 15 bis 16 Kälbchen strotzen vor Vitalität – eben echte Schwarzwaldmädels.

Der Ursprung der Rasse reicht bis in die Keltenzeit zurück. Das kleine Keltenrind wurde mit einem etwas größeren Rind gekreuzt, das die Alemannen im Zuge der Völkerwanderung mitbrachten. Wie das Vorwälder hat auch das Hinterwälder Rind seine Heimat im Schwarzwald, ist hier aber auf die Höhenlagen spezialisiert. Als »Leichtgewicht« – die Kuh wiegt um die 400 Kilogramm (in früheren Zeiten noch deutlich weniger), der Bulle um die 700 Kilogramm – ist es sehr beweglich und trittfest in steilem Gelände. Außerdem ist es sehr kräftig und widerstandsfähig, eben an und mit der rauen Natur gewachsen. Das gutmütige Rind genießt seine natürliche Freiheit und frisst Gras, Kräuter und Sträucher. Nur im Winter braucht es einen Stall und muss zugefüttert werden. 1888 wurde die erste »Viehzuchtgenossenschaft für Wäldervieh« gegründet, die 1914 rund 1.000 meist kleinbäuerliche Betriebe als Mitglieder hatte. Lange prägte das genügsame Bergrind das Landschaftsbild des südlichen Schwarzwaldes, bis es in den 1970er-Jahren fast ausgestorben wäre. Moderne Rassen schienen vorteilhafter, lieferten sie doch mehr Fleisch oder mehr Milch – die Hinterwälder schafft 3.400 Liter im Jahr.

Wohlproportionierte Schönheit

Die Farbe des wohlproportionierten Rinds wechselt von Gelb bis Rot, das Fell ist mal einfarbig, mal gefleckt oder gesprenkelt, Kopf und Beine sind dagegen immer weiß, die Hörner sind häufig geschwungen. Erst Ende der 80er-Jahre erfuhr das Hinterwälder Rind wieder mehr Aufmerksamkeit: Es wurde ein Förderverein zu seinem Erhalt gegründet. Heute liegt die Gesamtpopulation wieder bei circa 2.000 Zuchttieren. Die meisten von ihnen beweiden die typischen Schwarzwälder Almenwiesen südlich des Feldbergs als Landschaftspfleger.

Das Fleisch ist feinfaserig marmoriert und daher besonders zart, saftig und schmackhaft. Beim Vergleichstest einer Gourmetzeitschrift wurde das Hinterwälder Fleisch mit Attributen wie »fein, butterzart und aromatisch« auf den ersten Platz gesetzt. Aus der Milch, die besonders reich an gesunden Omega-3-Fettsäuren ist, lässt sich außerordentlich wohlschmeckender Käse zubereiten. Das edel anzuschauende Zweinutzungsrind fühlt sich aber nicht nur in den schwierigen Höhenlagen des südlichen Schwarzwaldes, sondern auch in den Schweizer Bergen wohl. Einige Exemplare emigrierten sogar in den Norden, wo sie sich dank ihrer harten Klauen und ihrer Robustheit auch auf den tiefgründigen, feuchten Wiesen der Küstenregion gut zurechtfinden. Ob ihnen die Berge fehlen, ist nicht bekannt. Als Kulturbotschafter des Schwarzwaldes bleibt uns das hübsche und sympathische Rind aber hoffentlich noch lange erhalten. Doch noch gilt sein Bestand als stark gefährdet.

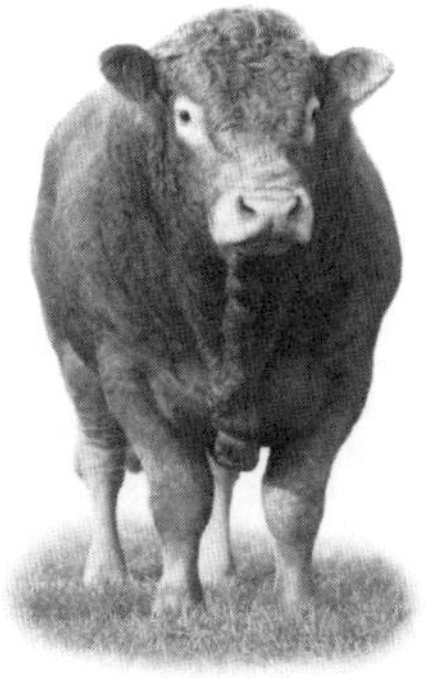

Limousin

Edler Franzose

Mit »Limousine« wird ja heute ein edles Auto bezeichnet. Wenn man das ›e‹ weglässt und die Endsilbe durch die Nase spricht, befindet man sich bei einer der edelsten Fleischrinderrassen auf unserem Globus. Das Limousin stammt aus den nicht sehr fruchtbaren Mittelgebirgslagen Südwestfrankreichs. Obwohl die französischen Rinder mit etwa 1,45 Meter Schulterhöhe nicht die Größten sind und mit 700 (Kühe) bis 1.100 Kilogramm (Bullen) auch nicht die Schwersten und obzwar sie mit etwa einem Kilogramm täglicher Gewichtszunahme auch nicht gerade schnell zulegen, ist der Ruf des einfarbigen, hell- bis dunkelroten und mittel- bis großrahmigen Rindes legendär. Bei Blindversuchen von Beefexperten aus aller Welt wurde meist das kräftige rote Fleisch der alten französischen Fleischrasse als Sieger gekürt. Es überzeugte die Fachleute durch seinen kräftigen Rindfleischgeschmack und seine natürliche Zartheit. Mit der Einführung der Milchquoten in den 70er- und 80er-Jahren setzten auch verstärkt deutsche Bauern auf das fruchtbare, widerstandsfähige und langlebige Fleischrind mit dem feinen Knochenbau und der ausgeprägten Muskulatur an Hinterhand und Rücken. Vor allem im Norden und Westen unserer Republik wurde der Franzose ansässig, gerne bei Biolandwirten. Eine gute Widerstandsfähigkeit gegen Witterungseinflüsse machen die Weidehaltung unproblematisch, und gegen karges Grünfutter erheben Kuh und Bulle keinen Einwand. Sie fressen, was gerade auf der Weide wächst. Aufgrund problemloser Geburten werden die Bullen gerne auch zur Einkreuzung bei Milchrassen verwendet. Seit 1990 gibt es einen eigenständigen Bundesverband Deutscher Limousinzüchter.

Deutsch-französische Freundschaft

War früher das begehrte Rindfleisch der Topgastronomie vorbehalten oder musste es gar vom Pariser Großmarkt bezogen werden, so kann mittlerweile auch der Otto Normalverbraucher seinen Gaumen mit einem Bœuf à la Limousin verwöhnen. Das kräftige Muskelfleisch ist fein mit Fett durchzogen (ohne zu fett zu sein) und bekommt dadurch besonders viel Aroma – eine wahre Delikatesse. Artgerechte Tierhaltung und Qualitätsfleisch müssen und sollen ihren Preis haben – damit drücken wir schließlich auch unsere Wertschätzung aus –, daher findet man das Fleisch eher im Feinkostgeschäft und beim direkt vermarktenden Biobauern als im Supermarkt. Und das ist gut so, denn das Limousin ist nicht für den alltäglichen, schnellen Verzehr gedacht, sondern für besondere Momente oder die Feiertage.

Als die Franzosen 1886 ihren Limousin-Zuchtverband gründeten, stand das Rind noch als Zugtier im Vordergrund. Aber schon um 1900 erkannten unsere Nachbarn die besondere Fleischqualität des Tieres, seither muss es keinen Pflug und Karren mehr ziehen und darf bis zur Schlachtung ein entspanntes Leben führen. Da die Rinder in allen Klimazonen gedeihen und sich ihre besondere Qualität nicht nur in Deutschland herumgesprochen hat, leben sie mittlerweile auch in Brasilien und Argentinien. Zwar haben sich Deutsche und Franzosen über Jahrhunderte hinweg immer wieder bekriegt, doch herrscht nun zum Glück schon seit Jahrzehnten Frieden und Freundschaft zwischen den Ländern und ihren Bewohnern. Als Symbol der freundschaftlichen Beziehung zwischen Frankreich und Deutschland ist das Limousin-Rind besonders geeignet.

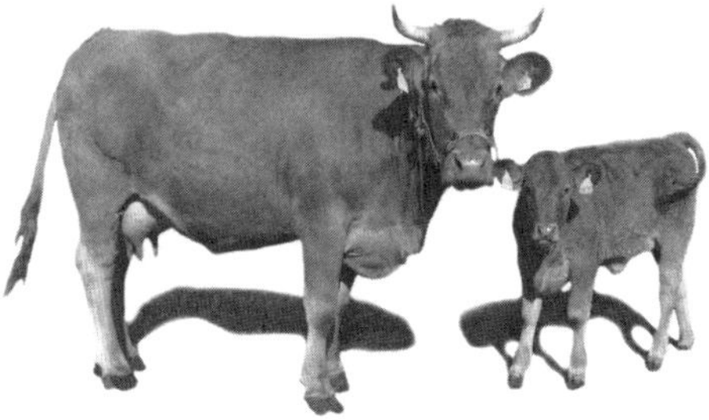

Limpurger Rind

Botschafter des guten Geschmacks

Die älteste noch existierende Rinderrasse Württembergs ist seit Jahr und Tag dort zu Hause, wo sie einst entstand: in der historischen Grafschaft Limpurg. Das einfarbig gelbe Rind mit Nuancen von Hell- bis Rotgelb entstand durch die Kreuzung von Rotem Landvieh und Allgäuer Vieh nach dem Dreißigjährigen Krieg. Das mittelgroße Höhenrind hat besonders feste Klauen, einen leichten Gang und einen sicheren Tritt und hat sich so hervorragend an die von bergigen Hängen und saftigen Wiesen geprägte Landschaft angepasst. In der von den Tälern der Flüsse Lein, Kocher und Rems gezeichneten Region hat sich das Limpurger Rind in vorwiegend kleinen landwirtschaftlichen Betrieben seit jeher als Dreinutzungsrind bewährt: als Arbeits-, Fleisch- und Milchvieh.

Schon früh wussten die Menschen eines besonders zu schätzen: die herausragende geschmackliche und qualitativ höchste Güte des Fleisches. Bereits im 18. Jahrhundert waren die Weidemastochsen weit über die Grenzen Württembergs bekannt. Bezeichnet nach dem Gebiet seiner Mästung, dem angrenzenden Hohenlohe, fand es über die Schweiz bis hin nach Paris begeisterte Abnehmer, die bereit waren, die schon damals entsprechend hohen Preise für das Qualitätsfleisch zu zahlen. Seitdem gilt die Bezeichnung »Limpurger Weideochse« versierten Feinschmeckern als genussvolles Qualitätsmerkmal, das heute zur Rettung des Limpurger Rinds bei der Vermarktung helfen könnte.

Denn auch die hohe Fleischqualität bewahrte die sanftmütige Rasse nicht vor dem Niedergang, dem viele alte Landrassen schon anheimfielen. Zählte man 1897 noch rund 56.000 Limpurger Rinder, so ging die Zahl nach der Jahrhundertwende rapide zurück. Quantität wurde in der Landwirtschaft zunehmend wichtiger als Qualität, und die Kühe gaben schon zu Beginn des 20. Jahrhunderts mit etwa 2.500 Liter Milch im Jahr nur die Hälfte der damaligen Spitzenrassen ab. Die Zeiten für Mehrfachnutzungsrinder neigte sich ihrem Ende zu. Bis 1903 sank der Bestand auf 30.000, bis 1936 noch mal auf knapp 13.000 Rinder. Ende der 60er-Jahre galt das Limpurger Rind dann als beinahe ausgestorben, lediglich ein reinrassiger Bulle und 17 Kühe waren noch registriert.

Besser als jede Maschine

Einzig der Initiative einer Handvoll Liebhaber in den 80er-Jahren ist es zu verdanken, dass die vielseitig einsetzbaren und widerstandsfähigen Tiere nicht ausstarben.

Der 1987 gegründeten Züchtervereinigung Limpurger Rind gelang es, einige Rassetiere zu finden, und sie leitete Maßnahmen zum Erhalt und zur weiteren Züchtung ein. Noch steht das Limpurger Rind aber auf der Roten Liste der Gesellschaft zur Erhaltung alter und gefährdeter Haustierrassen und gilt als extrem gefährdet, doch es ist der stetigen Öffentlichkeitsarbeit der Züchter und Liebhaber zu verdanken, dass sich der Bestand langsam, aber stetig vergrößert. Rund 500 Rinder weiden heute in der Region. Strenge Vorschriften zu Haltung, Fütterung, Transport und Schlachtung haben dazu geführt, dass der gute Ruf des Fleisches früherer Tage wieder zunehmend Gehör findet. Trotz geringer Schlachtmengen, 2010 waren es gerade einmal 35 Ochsen, ist es den Unterstützern gelungen, das Limpurger in der Naturschutzwelt und der kulinarischen Szene wieder bekannt zu machen.

Belohnt wurden die Bemühungen mit der Anerkennung des Weideochsen vom Limpurger Rind als geschützte Ursprungsbezeichnung durch die Europäische Union. Außerdem ist es als »erstklassiger kulinarischer Botschafter für seine Heimatregion« in die Genießergalerie des Landes Baden-Württemberg aufgenommen worden. Mittlerweile wird das Leintäler Rind, wie die Limpurger auch genannt werden, nur noch zur Milch- und Fleischerzeugung genutzt, die Arbeitskraft des Rindes wird in der modernen Landwirtschaft nicht mehr benötigt. Zur Landschaftspflege wird das Limpurger Rind aber trotzdem gerne genutzt, ist es doch erheblich besser geeignet, die steilen Hänge und empfindlichen Streuobstwiesen grasend zu bearbeiten, als jede Maschine.

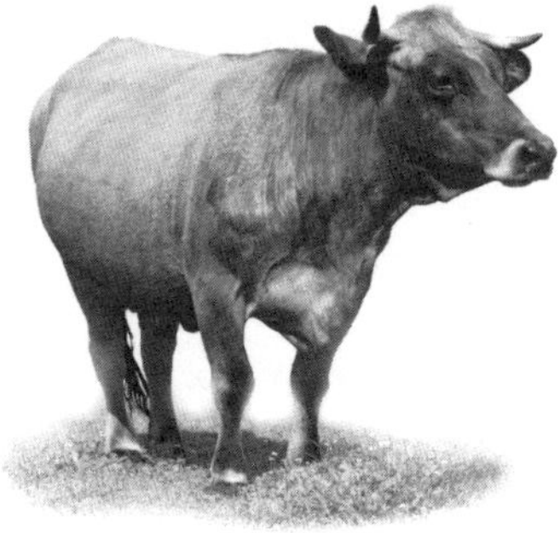

Murnau-Werdenfelser Rind

Bayerischer Zugochse

Ursprünglich stammt das Murnau-Werdenfelser Rind aus dem Landkreis Garmisch und dem Werdenfelser Land. Die alte Rasse, über dessen Herkunft und Entstehung es keine exakten Nachweise gibt, ist aber auf jeden Fall mit dem Braunvieh verwandt. Es waren wohl Zisterziensermönche, die auf ihren Gütern Zucht- und Nutzvieh austauschten und züchteten und die das Murnau-Werdenfelser Rind in seiner heutigen Form heranzogen. Die Rinder entsprachen den Erwartungen der Mönche und Bauern der damaligen Zeit. Sie waren genügsam und anspruchslos, gaben gleichermaßen gute Milch und hochwertiges Fleisch und waren als Zugtiere für landwirtschaftliches Gerät bestens geeignet, da sie durch die Belastbarkeit ihrer Gliedmaßen anderen Rassen weit überlegen waren. So wurde das Murnau zum bayerischen Zugochsen. Kein Wunder also, dass am Ende des 19. Jahrhunderts ein »Run« auf die Murnauer einsetzte. Zu der Zeit dürften rund 100.000 Tiere dieser Rasse die Weiden Bayerns bevölkert haben. Doch der Siegeszug war nur von kurzer Dauer. Mangelndes züchterisches System, Probleme bei der Stiernachzucht und die Spezialisierung der Hochleistungszucht ab dem 20. Jahrhundert entweder auf mehr Milch oder mehr Fleisch führten dazu, dass die Rasse schnell wieder aus dem Blickpunkt der Bauern verschwand.

Bella Figura

Auch wenn 1952 endlich ein Zuchtverband gegründet wurde, ist das kleinrahmige, hellgelb bis dunkelbraun gefärbte Rind heute in seiner Existenz extrem gefährdet und wird in der Roten Liste der Gesellschaft zur Erhaltung alter und gefährdeter Haustierrassen in Kategorie 1 geführt, leben doch nur noch einige hundert Exemplare (davon circa 150 Zuchttiere) dieser vitalen, langlebigen und fruchtbaren Rasse. Dabei ist die Milch des Tieres (4.500 Liter im Jahr) hervorragend für die Käseherstellung geeignet. Auch das Fleisch der 600 Kilogramm schweren Kühe und der 900 Kilogramm schweren Bullen ist von bester Güte.

Die alte urwüchsige Landrasse ist in Anspruchslosigkeit, Härte der Klauen und Belastbarkeit anderen Rinderrassen überlegen. Das Murnau-Werdenfelser Rind ist auch die einzige deutsche Rasse, die an Moor- und Sumpflandschaften gut angepasst ist – das ideale Rind für feuchte Standorte mit rauem Klima und hohen Niederschlagsmengen. So entpuppte sich das bayerische Kulturgut auch als ideales Rind für Küstenregionen. Die meisten Tiere leben aber in ihrem Abstammungsgebiet, dem Landkreis Garmisch-Partenkirchen. Dort gehört das bayerische Rind aus landeskulturellen Gründen eigentlich auch hin. Seine bräunliche Färbung mit dem hellen Streifen auf dem Rücken, dem sogenannten Aalstrich, kontrastiert wunderschön mit dem weiß umrahmten Maul und der Schwanzquaste in Dunkel. Die kleinen, hellen Hörner bekommen durch die dunklen Spitzen eine besondere Note. Auf jedem Rinderlaufsteg würde die bayerische Schönheit »Bella Figura« machen. Die Pflege von Brauchtum und Kultur haben in Bayern ja Tradition. Auch wenn als Statussymbol Autos die kraftstrotzenden Ochsengespanne abgelöst haben, sollte im malerischen Alpenvorland genug Weideplatz für das Murnau-Werdenfelser Rind zur Verfügung stehen. Ein Traditionsrind aus und für die Region; und dank Milch und Fleischqualität auch für Feinschmecker aus anderen Regionen.

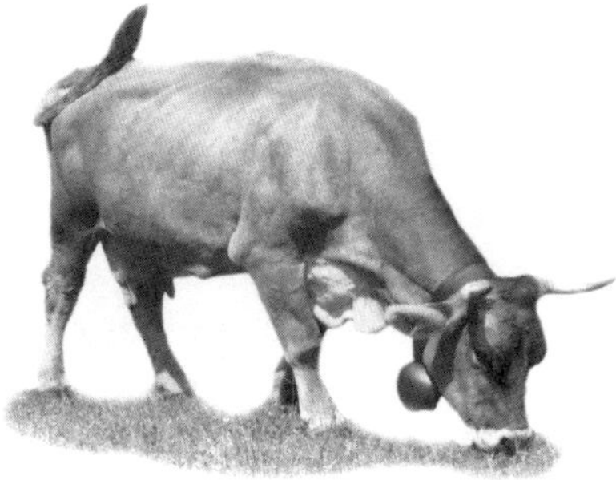

Original Allgäuer Braunvieh

Die Kuh der Voralpen

Wer als Ortsfremder an das Allgäu denkt, hat so seine Vorstellungen im Kopf: die sanften Hügel, die saftigen Wiesen und im Hintergrund die sich immer höher streckenden Alpen oder der leckere Käse von typischen regionalen Rindern, die mit ihrer Herde in der Sonne liegen. Dass dieses Ideal der bayerischen und baden-württembergischen Voralpenregion heute noch Wirklichkeit sein kann, ist keine Selbstverständlichkeit. Besonders die Existenz des traditionellen Rindes der Region, des Original Braunviehs, war zeitweise fast in Vergessenheit geraten. Den Bemühungen einer kleinen Gruppe von Züchtern ist es jedoch zu verdanken, dass das liebenswerte Vieh vor dem Aussterben bewahrt werden konnte und sich die heutigen Bestände langsam, aber stetig wieder vergrößern.

Der Allgäuer Dachs, wie das Rind wegen seiner häufig dominant gräulichen Färbung und des markanten schwarzen Mauls mit weißem Saum auch genannt wird, ist ein alteingesessener Bewohner der Region am südlichsten Zipfel Deutschlands. Seine Vorfahren kamen 2000 vor Christus aus dem Osten und siedelten sich im mitteleuropäischen Gebirgsraum an, wo sie

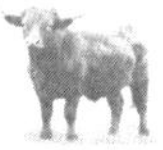

als Torf- und Pfahlbaurinder gehalten wurden. Als urwüchsiges und widerstandsfähiges Tier wurde das Braunvieh dann vermutlich seit dem 15. Jahrhundert gezielt in der Schweiz gezüchtet. Schnell verbreiteten sich die steigfähigen und trittsicheren Tiere in der östlichen Schweiz und den angrenzenden Regionen und kamen auch ins Allgäu.

Die typische Landrasse hat sich an die Anforderungen des bergigen Geländes optimal angepasst. Ihr kräftiger Knochenbau, gepaart mit einem tiefen Rumpf und einem relativ geringen Körpergewicht, war ideal für die Arbeit auf den Almen. Die zugleich ansehnliche Milchmenge mit bis zu 4.000 Litern jährlich trug zur Beliebtheit ebenso bei wie die gute Fleischleistung. Doch dann raffte im 19. Jahrhundert die Rinderpest rund 2/3 der Tiere dahin. Um die Bestände wieder zu vergrößern, wurden die Stiere des verwandten Schweizer Braunviehs eingekreuzt. Die Rasse entwickelte sich weiter, die einst eher großen Tiere wurden zu mittelgroßen, und ihre Nutzung konzentrierte sich hauptsächlich auf die Milch- und Fleischproduktion.

Kuh mit Rehmaul

Ab 1965 wurden zusätzlich Brown Swiss mit eingekreuzt, eine besonders auf Milchleistung gezüchtete Rasse aus den USA. Die Anpassung an die wirtschaftlichen Anforderungen der Milchindustrie bedeutete den Rückgang für das traditionelle heimische Vieh. 1980 wurde der letzte Besamungsbulle der Allgäuer Rasse geschlachtet, die Zahl der reinrassigen Kühe nahm naturgemäß schnell ab. Ab Ende der 80er-Jahre formierte sich langsam Widerstand gegen das Aussterben des Original Allgäuer Braunviehs. Glücklicherweise gab es noch tiefgefrorenes Erbmaterial von reinrassigen Bullen, und mit den noch vorhandenen Kühen konnte die Rasse vorerst gerettet werden. Die Bestände belaufen sich mittlerweile wieder auf rund 600 Tiere, mit leicht steigender Tendenz. Jetzt müssen nur noch die Verbraucher erkennen, dass es sich lohnt, der wirtschaftlichen Haltung des Allgäuer Originals eine Grundlage zu bieten: Sein fein marmoriertes und kurzfaseriges Fleisch hat ein intensives Aroma und ist mit dem optimalen intramuskulären Fettanteil auch für anspruchsvolle Gaumen ein absoluter Hochgenuss. Die Milch ist reich an gutem Fett und Eiweiß, aus dem die zahlreichen Käsereien im Allgäu regionale Spezialitäten besonderer Güte herstellen können. Und wo trifft man sonst auf Kühe, die durch ihren weißen Ring ums Flotzmaul (das stets feuchte Nasenteil des Rinds) an die Mäuler von Rehen erinnern? Der Kuhkenner Michael Brackmann äußerte einmal, dass die Kuh für ihn so aussehe, als ob sie zu tief in den eigenen Melkeimer geschaut hätte. Er meinte es durchaus anerkennend.

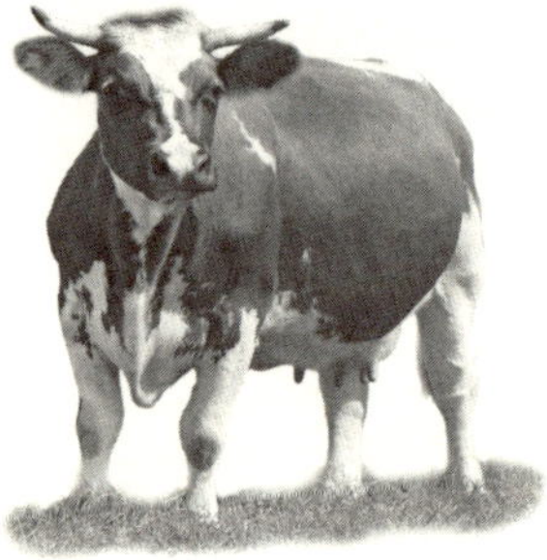

Rotbuntes Niederungsrind

Ganzheitliche Traditionskuh

Rinder, die gleichzeitig wegen ihrer Milch und ihres Fleisches gehalten werden, sind in der heutigen modernen Landwirtschaft eine Seltenheit geworden. Denn heute geht es um Höchstleistung – entweder soll die Kuh möglichst viel Milch geben oder möglichst viel Fleisch auf den Rippen haben. Das Rotbunte Niederungsrind, auch Rotbuntes Holsteiner genannt oder ein wenig sperrig »Deutsche Rotbunte Doppelnutzung«, ist eine der wenigen noch existierenden Rassen, die, wie früher üblich, für eine Doppelnutzung gezüchtet wurden.

Im Norddeutschen Tiefland weiden die Rotbunten schon lange. Sie sind verwandt mit dem Schwarzbunten Niederungsrind und wurden vor allem in Schleswig-Holstein, im Münsterland und in Südoldenburg gezüchtet. Durch unterschiedliche

Einkreuzungen, zum Beispiel mit Shorthorns, gab es im 19. Jahrhundert zahlreiche unterschiedliche Schläge der Rotbunten, jede Region hatte ihre eigenen Rotbunten Rinder – zum Beispiel Rotbunte Dithmarscher und Rotbunte Wilstermarscher. In den 30er-Jahren wurde die Zucht dann vereinheitlicht. Wie bei den Schwarzbunten setzte man verstärkt auf Milchleistung. Mitte der 90er-Jahre erfolgte dann die Trennung in eine reine Milchrasse (Deutsche Rotbunte Holsteiner) und in eine Kuh mit traditioneller Doppelnutzung.

Fruchtbar wie die norddeutsche Tiefebene

Das Niederungsrind ist behornt und rot-weiß gescheckt. Es hat weiße Euter, weiße Schwanzspitzen und weiße Beine. Es ist im Gegensatz zur reinen Milchrasse robuster, genügsamer, langlebiger, fruchtbarer und ruhiger im Wesen und passt damit harmonisch in die Norddeutsche Tiefebene. Wie der Menschenschlag, so der Kuhschlag, möchte man meinen. Das ausgewogene Verhältnis von Milchleistung (circa 6.500 Liter im Jahr und damit circa 2.000 Liter weniger als bei den reinen Milchkühen) und Gewicht (eine ausgewachsene Kuh bringt es auf 650 Kilo, der Bulle auf wuchtige 1.000 Kilo) kommt ihrer Gesundheit und Langlebigkeit zugute. Dabei sind Fleisch und Milch von bester Qualität. Aus der gehaltvollen Milch (Fettgehalt 4,3 Prozent, Eiweißgehalt 3,5 Prozent) produzieren vor allem norddeutsche Biobetriebe hervorragenden Käse, besonders delikat sind die Rohmilchvarianten. Die Traditionskuh ist zwar in ihrem Bestand aktuell nicht gefährdet, aber ihre Population ist seit Jahren rückläufig. Zählte man 1997 noch 15.000 Herdbuchtiere, so sind es heute unter 5.000. Dabei ist doch eine ganzheitliche Sichtweise auf die Dinge langsam wieder erwünscht, wird die Wirtschaftsideologie von »höher, schneller, weiter« zunehmend infrage gestellt. Da die traditionelle Doppelnutzung einem ganzheitlichen Ansatz eher entspricht und dem Tierwohl entgegenkommt, sollte das Rotbunte Niederungsrind uns auch in Zukunft erhalten bleiben.

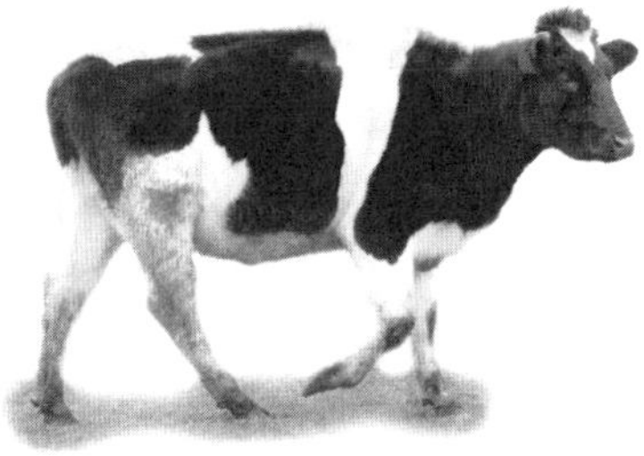

Schwarzbuntes Niederungsrind

Schönheit von der Küste

Schwarzbunte Rinder sieht man heute fast überall auf der Welt. Sie sind Leistungssportler in Sachen Milchertrag und machen über 80 Prozent des weltweiten Rinderbestandes aus. Ursprünglich wurde das Schwarzbunte Rind in den Nordseemarschen von Ost- und Westfriesland (Niederlande, Norddeutschland, Dänemark) gezüchtet, daher der Name Niederungsrind. Das heute weltweit anzutreffende Schwarzbunte Rind, das Holstein Friesian (HF), wie es im Fachjargon heißt, ist wahrlich keine Rarität auf der Weide, der ursprüngliche, reinrassige Schlag, der heute als Deutsches Schwarzbuntes Niederungsrind bezeichnet wird, dagegen schon. Mit gerade noch 2.000 Exemplaren ist die älteste im Herdbuch geführte deutsche Rinderrasse (seit 1868) in ihrer Existenz gefährdet. Verglichen mit dem Holstein Friesian, gibt das Niederungsrind deutlich weniger Milch, hat dafür aber einen höheren Fleischanteil.

Etwa seit 1830 wurden die Schwarzbunten als typische Zweitnutzungsrinder auf Milch und Fleisch hin gezüchtet. Schnell sprachen sich die gute Milchleistung und die besondere Fleischqualität des langlebigen, fruchtbaren und wenig krankheitsanfälligen Rindes herum. Es wurde zum Exportschlager.

Wie das Land, so die Kuh

Dieser Kuh hatten viele Marschbauern ihren Wohlstand zu verdanken. Deutsche und holländische Auswanderer nahmen ihre Kühe mit in die USA, schlossen sich 1885 zu einem Zuchtverband zusammen und machten die Milchleistung der Kuh zum nun wichtigsten Zuchtziel. Es entstand das Holstein Friesian, das in den 60er-Jahren des 20. Jahrhunderts auch in

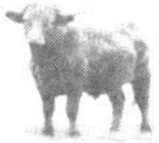

Deutschland das Schwarzbunte Niederungsrind verdrängte. Die »Turbokuh« setzte neue Maßstäbe in Sachen Milchleistung: Sie verdoppelte bis verdreifachte die bis dahin durchschnittliche Leistung von 10 bis 15 Liter Milch pro Kuh und Tag. Die Anzahl der Schwarzbunten Niederungsrinder ging von 1979 bis 1989 von vier Millionen auf wenige Tausend Tiere zurück. Hätte sich nicht eine Handvoll Züchter für den Erhalt der alten Rasse eingesetzt, wäre das einstige friesische Erfolgsrind längst ausgestorben. Es wäre aber äußerst schade um die Traditionskuh, denn sie liefert gesunde, gehaltvolle Milch (4,2 Prozent Fett, 3,5 Prozent Eiweiß), aus der sich Rohmilchkäse bester Güte herstellen lässt, und gut marmoriertes, schmackhaftes Fleisch. Besonders für den ökologischen Landbau ist sie interessant, und auch in der Landschaftspflege ist das traditionelle Niederungsrind gut einsetzbar. Das schwarz-weiß gescheckte, behornte, mittelgroße Rind mit weißem Euter ist wie die Landschaft, in der es einst das Erscheinungsbild prägte und seinen Besitzern Wohlstand brachte: fruchtbar, von rauer Schönheit, dem Wetter trotzend, vital und von freundlichem Gemüt. Wir sollten der Kuh für ihre Hilfe beim Erhalt der Küstenlandschaft dankbar sein: Der Klassiker muss uns erhalten bleiben.

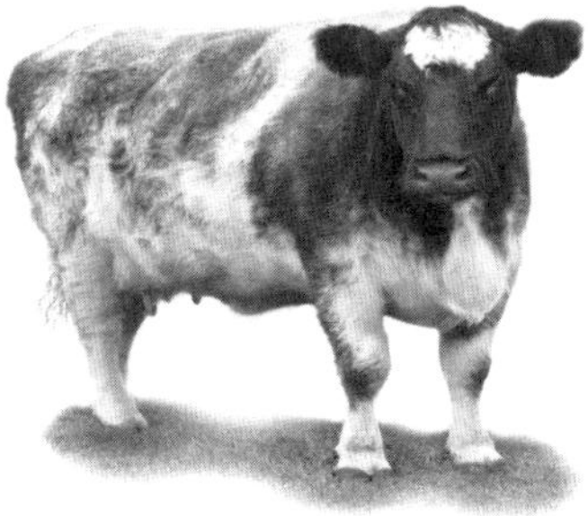

Shorthorn

Veteran der Rinderzucht

Die Shorthorns gelten als älteste Zuchtrasse der Weltgeschichte. In Northumberland soll es schon im 16. Jahrhundert Zuchtversuche mit ihnen gegeben haben. Fakt ist: Die englischen Brüder Collins betrieben vor rund 200 Jahren die erste planmäßige Zucht mit dem mittelgroßen Rind, mit Leistungsprüfungen und allem was dazugehört. Kaum einer weiß heutzutage, dass Shorthorns die älteste deutsche Fleischrinderrasse sind und dass es 1915 immerhin 12.000 ins Herdbuch eingetragene Tiere gab. Davon lebten die meisten hoch im Norden in Schleswig-Holstein, vor allem auf der Halbinsel Eiderstedt an der Nordsee. Schon um 1840 wurde die Shorthornzucht in Schleswig-Holstein betrieben. 1886 wurde dann die Gesellschaft Deutscher Shorthornzüchter gegründet. 30.000 Rinder wurden 1937 gezählt. In Schleswig-Holstein stand lange die Milchviehhaltung im Vordergrund. Mit dem Shorthorn konnte der steigende Fleischkonsum im Zuge der Industrialisierung – zum Beispiel durch den Aufbau der Werften in Kiel – gedeckt werden. Zudem hatte man Qualitätsvieh für den Export nach England, wo ebenfalls die Nachfrage nach Fleisch sprunghaft anstieg.

Nach dem Zweiten Weltkrieg erhielt erst die Milchproduktion wieder Vorrang, und so begann man, die Shorthorns nach Milch- und Fleischrind getrennt zu züchten. Da Rotbunte und Schwarzbunte Kühe wesentlich mehr Milch lieferten, wurden die Shorthorns immer mehr verdrängt. 1970 wurden nur noch 41 Milchkühe und vier Fleischshorthorns gezählt. Die älteste gezüchtete Nutztierrasse stand vor dem Aussterben und fand sich statt auf der Weide auf der Roten Liste für stark gefährdete Haustierrassen wieder. Dass der alte Veteran dennoch nicht ausgestorben ist, haben wir einigen engagierten Züchtern zu verdanken. Sie sorgten dafür, dass sich der Bestand leicht erholen konnte. Besonders in ihrer alten Heimat Eiderstedt fanden sich Rinderfreunde, die sich für die alte Rasse erwärmen konnten.

Fleischrind für gehobene Ansprüche

Das mittelrahmige (Widerristhöhe beim Bullen 140 Zentimeter bei rund 800 Kilo Gewicht, bei der Kuh 130 Zentimeter bei rund 550 Kilo), ruhige und genügsame Rind wurde nach den kurzen, leicht nach vorn gebogenen, stumpf endenden Hörnern benannt. Da man im Laufe der Zuchtgeschichte vorwiegend auf »schottisches Blut« setzte, stieg allerdings der Anteil der hornlosen Rinder. Ihre Farbskala reicht von Rot über Rotbunt bis Weiß; eine Besonderheit ist die Schimmelfarbe, bei der die roten Farbpartien von weißen Stichelhaaren durchsetzt sind. Das Rind ist »leichtfüttrig«, wie es in der Fachsprache heißt, daher besonders gut für die Robustrinderhaltung geeignet, und seine vitalen Kälber werden leicht und ohne Probleme geboren. Ständig im Stall eingesperrt zu sein und gemästet zu werden mag das alte Kulturrind nicht, dafür wurde es nicht geboren - dann neigt es wie der Mensch zur Verfettung. Aber wenn man das Rind artgerecht hält, wird man mit Fleisch bester Qualität belohnt. Es ist fein mit Fett durchzogen und hat einen kräftigen Rindergeschmack. Rund 250 Shorthorns werden aktuell im Herdbuch geführt, die meisten leben im Norden an der Küste. In England ist die Situation ähnlich, das Rind ist stark gefährdet. Tradition, Genügsamkeit und freundliches Wesen bei bester Fleischqualität - braucht es noch mehr Gründe, um dem Deutschen Shorthorn wieder mehr Aufmerksamkeit zu schenken?

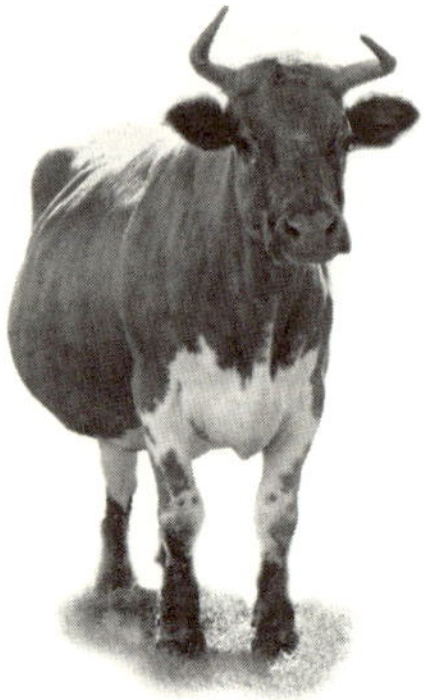

Telemarkrind

Symbolkuh Norwegens

Der Norden Deutschlands ist eng mit seinen skandinavischen Nachbarn verbunden. Große Teile Schleswig-Holsteins gehörten geraume Zeit zum Dänischen Königreich, von Flensburg aus sind es nur wenige Meter nach Dänemark, und zwischen Kiel, Göteborg und Oslo herrscht ein reger Fährverkehr. Schweden und Norweger gehören schon lange zum normalen Stadtbild der nördlichsten Stadt Deutschlands. Auch geht der norddeutsche Wintersportler seiner Neigung lieber in Norwegen nach als in den Alpen. Da wundert es nicht, dass auch einige norwegische Rinder den Weg nach Schleswig-Holstein fanden: unter anderem das Telemarkrind.

Die Region Telemark hat viel zu bieten: die gesamte Vielfalt der wunderschönen norwegischen Landschaft mit wilden Flüssen, weiten Wiesen, endlosen Seen und der Schärenküste, allesamt oft ursprünglich und naturbelassen. Außerdem ist die Südnorwegische Provinz die Heimat des nach ihr benannten Rinds, des Telemarkrinds. Die Rasse mit geringer Höhe, aber mit für traditionelle Landrassen durchaus beachtlicher Milchleistung von über 4.000 Kilogramm pro Jahr ist fest in der Kultur des Landes verwurzelt und über die Zeit zu einem nationalen Symboltier geworden. Sie ist die älteste norwegische Rinderrasse. Federführend in der Zucht war der Staatsagronom Johan Lindeqvist; 1856 wurde die nur etwa 120 Zentimeter hohe Rasse erstmals bei einer öffentlichen Ausstellung vorgestellt.

Das hübsche rot-weiß, rot-braun gefleckte Rind überzeugte die Norweger durch seine enorme Robustheit, durch seine ordentliche Milchleistung und durch seine gute Anpassung an die schöne, aber raue Fjord-, Wald- und Gebirgsgegend. Als Milchrind gezüchtet, stand vor allem die Telemarkkuh im Vordergrund. Mit ihrer Zucht wurde auch die freiwillige »Husdyrkontrolle« eingeführt, eine Art staatliche Haustierkontrolle, in der heute etwa 90 Prozent der norwegischen Milchproduzenten Mitglied sind und die bei Futter und Zucht sowie bei Gesundheits- und Wirtschaftsfragen beratend zur Seite steht.

Friedfertiger Landschaftspfleger

Trotz imposanter Hörner – jedes Tier besitzt eine etwas andere Hörnerform – ist das Tier äußerst friedfertig. Die Kuh bringt 400, der Bulle 500 Kilogramm auf die Waage. Die Milchgabe von rund 4.000 Kilogramm war früher eine stolze Leistung und der Hauptgrund für ihre Verbreitung, für heutige Verhältnisse ist sie eher gering. Moderne Hybridzüchtungen in den hochtechnisierten Ställen geben gerne das Zweieinhalbfache, sehen dafür jedoch nie die Schönheit der norwegischen Landschaft mit ihren großen, runden Augen. So wundert es nicht, dass größere Rinderrassen, die mehr Milch geben, nach Norwegen geholt wurden und dass die ehemals großen Bestände des Telemarkrindes im Laufe der Jahrzehnte stark zurückgingen. Die Traditionskuh stand kurz vor dem Aussterben. Heute besinnt man sich wieder etwas mehr auf die schöne Kuh, nachdem Anfang der 1990er-Jahre nur noch 150 Exemplare des Telemarkrinds gezählt wurden. Heute sind knapp 1.000 registriert. Zum Vergleich: Die gängigste Milchrasse Norwegens ist die »NRF-Kuh« mit 300.000 Tieren. Mit ihnen wird 98 Prozent der norwegischen Milchproduktion eingefahren. Das Telemarkrind schätzt man heute vor allem als vierbeinigen Landschaftspfleger, der seinen Beitrag zum Erhalt traditioneller bäuerlicher Kulturlandschaft leistet – der Staat ködert die Bauern mit Zuschüssen.

Ein Norwegen ohne Telemarkrind: unvorstellbar.

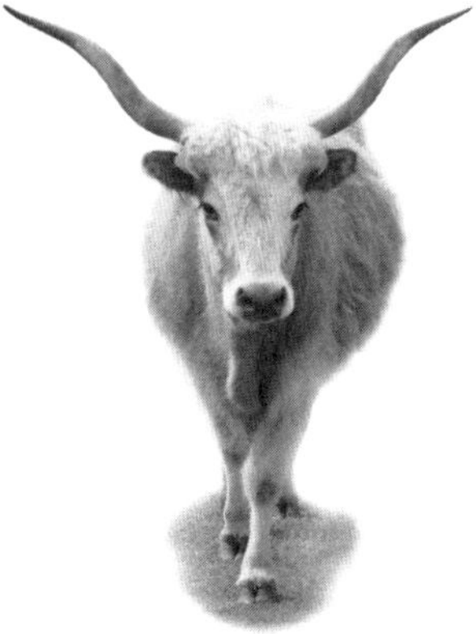

Ungarisches Steppenrind

Melancholische Schönheit der Puszta

Die hellgrauen Ungarischen Steppenrinder mit den imposanten, bis zu einem Meter langen Hörnern sind große, schlanke, hochbeinige und drahtige Schönheiten. Der schmale Kopf geht elegant in einen langen flachen Hals über. Die hübschen langen Wimpern dienen als Sonnenschutz. Ihr Blick wirkt auf uns Menschen immer ein wenig melancholisch.

Die genaue Herkunft der ungefähr 1,5 Meter großen (Schulterhöhe) Steppenrinder liegt im Dunkeln. Man nimmt an, dass die Magyaren – ein asiatisches Reitervolk – diese außergewöhnlich ausdauernden und langlebigen Rinder im 9. Jahrhundert bei der Besiedlung der ungarischen Tiefebene aus dem Osten mitbrachten. Eine andere Theorie verortet die ursprüngliche Herkunft im Balkan oder in Italien. Wie dem auch sei, vom 14. bis zum 19. Jahrhundert war die Langhornrasse das Nationalrind in Ungarn. Das Tier zog zuverlässig schwere Ochsenkarren; die Milch und das vorzügliche Fleisch waren begehrte Nahrungsmittel. Aus den Hörnern wurden Musikinstrumente sowie Gefäße für Salz und Paprika gefertigt, das Fell schützte die Hirten vor Regen, Schnee und Sonnenschein. Die rund 700 Kilogramm schwere Kuh (der Stier bringt 300 Kilogramm mehr auf die Waage) war im Mittelalter so beliebt, dass in abenteuerlichen Trecks die halbwilden Tiere in riesigen Herden in die Städte des Westens, nach Österreich, Deutschland und Italien getrieben wurden. Allein auf den Viehmärkten in Nürnberg wurden im 17. Jahrhundert 70.000 Steppenrinder verkauft. Am ehemals zentralen Viehmarkt in Wien erinnert noch heute eine Skulptur an das Ungarische Steppenrind. Gab es um 1895 noch rund 1,3 Millionen Steppenrinder, waren es um die 1950er-Jahre nur noch traurige 450 Exemplare. Das Ungarische Fleckvieh, eine vor allem auf Milch gezüchtete Rasse, verdrängte nach und nach das frei lebende Rind der ungarischen Steppe.

Dauerläufer mit Freiheitsdrang

Als Touristenattraktion grasen in der Puszta heute wieder 2.000 Tiere. Sie gehören einfach in diese wunderschöne Landschaft. Auch trifft man das Robustrind in verschiedenen europäischen Naturschutzgebieten an, denn die zähen, freiheitsliebenden hellgrauen Tiere mit ihren harten Klauen kommen gut mit schwierigem Gelände und kargem Futterangebot zurecht. So dienen sie heute vor allem dem Naturschutz. Auch soll ihre Fleischqualität nach wie vor exzellent sein. Noch ist das dauerhafte Überleben der grauen Steppenbewohner aber nicht gesichert. Dabei gehören sie genauso zur europäischen Geschichte wie das stolze Reitervolk der Magyaren. Elegant-schlanke Erscheinung und gut zu Fuß – das Ungarische Steppenrind ist nicht nur in der Puszta eine Attraktion.

Ich glaub, mein Schwein pfeift

Wo ist das glückliche Hausschwein geblieben?

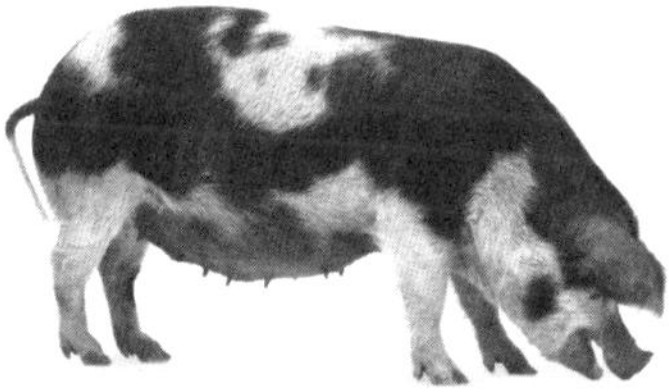

Noch heute ist unsere Sicht auf das Schwein von zahlreichen Vorurteilen geprägt. Es heißt, das Schwein sei dumm, faul, gefräßig und würde übel riechen. Auch wird behauptet, dass Schweine neben Liegen und Fressen keinerlei andere Bedürfnisse hätten. Eine durchsichtige Alibibehauptung, um Schweine ohne schlechtes Gewissen in der Massentierhaltung auf winzigen Stallflächen halten zu können. Dass Schweine bei nicht artgerechter Haltung degenerieren und in der Massentierhaltung der Agrarfabriken schwerste psychische Defekte erleiden, verwundert nicht. Es würde uns Menschen, wenn wir ähnlichen Bedingungen ausgesetzt wären, genauso ergehen. Schweine sind nämlich anders, als uns die Profiteure der Massentierhaltung weismachen wollen. Ganz anders.

Selbst die über Jahrtausende währende Domestikation – die Stammform des Hausschweins ist das Wildschwein –, hat die Tiere nicht so weit verändert, dass ihnen ihre ursprünglichen Verhaltensmuster abhanden gekommen wären. Das Verhalten von Wildschwein und Hausschwein ist in den Grundzügen bis heute identisch geblieben. Schwein bleibt Schwein.

Soziale, gesellige Wesen

Wenn Schweine ihrem Wesen gemäß und artgerecht gehalten werden, sind sie sehr soziale und gesellige Wesen. Sie sind nicht gern allein. Sie suchen den Körperkontakt und kümmern sich intensiv und liebevoll um ihren Nachwuchs. Sie teilen ihr Territorium bereitwillig mit anderen, aber wenn Gefahr im Verzug ist, können sie sich auch eines Feindes erwehren. Schweine kennen keine Vorurteile. Ein Angler Sattelschwein versteht sich genauso gut mit einem Berkshire, wie ein Buntes Bentheimer problemlos mit einem Chinesischen Maskenschwein kuscheln würde. Schweine haben ein gutes Gedächtnis, ein ausgeprägtes Zeitempfinden und sind sehr lernbegierig. Ihr Wissen geben sie selbstverständlich an den Nachwuchs weiter. Schweine haben einen guten Geschmackssinn, können sich gar zu Feinschmeckern entwickeln, und sie haben einen unglaublich guten Geruchssinn. Sie können gut hören, schwimmen gerne und sind kluge, sensible Wesen. Schweine sind einfach sympathisch!

Während Busch-, Warzen- und Wildschweine sich in Afrika noch gegen Löwen und andere Großkatzen wehren müssen, haben europäische Wild- und Hausschweine nur noch einen natürlichen Feind: den Homo sapiens. Er jagt Wildschweine, hält, mästet und schlachtet Hausschweine. Dagegen ist grundsätzlich erst mal nichts einzuwenden – Schweine wurden schon immer zur Fleisch- und Fetterzeugung gehalten –, nur findet der Mensch kein rechtes Maß. Er züchtet und mästet und schlachtet wie nie zuvor – über 50 Millionen Schweine pro Jahr in Deutschland, darunter nur circa 250.000 aus ökologischer Haltung. Aus Weide- wurde Stallhaltung, aus Ställen wurden Fabriken, aus Tieren wurde Massenware. Nie war Fleisch so günstig wie heute. Für ein Kilogramm Schweinekotelett arbeiteten die Deutschen 1960 noch zwei Stunden und 37 Minuten – inzwischen sind es nur noch 20 Minuten.

Ausgerechnet im Schweine- und Wurstland Deutschland wurde Fleisch vom Schwein zu einem Produkt niederer Güte. Nur lächerliche 0,5 Prozent unseres Schweinefleisches kommt aus der Biomast. Man fragt sich: Was tun wir unseren Nutztieren an? Von der schlechten Fleischqualität ganz zu schweigen. Dabei gibt es Haltungsformen, die dem Schwein als hoch entwickeltem und sensiblem Säugetier mit einem ausgeprägten Sozialverhalten entsprechen. So werden in der ökologischen Schweinemast artspezifische Verhaltensweisen berücksichtigt. Dazu zählen zum Beispiel die Haltung in kleinen Gruppen, frische Luft, Stroh, Futter aus der Region (oder vom eigenen Hof), kein Tiermehl und keine Wachstumsbeschleuniger und schonende Methoden bei Transport und Schlachtung.

Erhalt alter Schweinerassen

Die Anzahl der weltweit gezüchteten Schweinerassen ist unbekannt. Einige Experten gehen von circa 150 unterschiedlichen Rassen aus. Die meisten davon leben in Ostasien. Auch für Europa gibt es keine genauen Angaben, es dürften aber noch ungefähr 30 Rassen existieren, von einstmals weit mehr als hundert. Nicht nur das Deutsche Weideschwein – es gilt als letzte Rasse ohne asiatische Gene – ist für immer ausgestorben.

In Deutschland setzte die gezielte Veredelung der heimischen Landrassen erst gegen Ende des 19. Jahrhunderts richtig ein. Dazu wurden englische Zuchtschweine importiert, die aus Kreuzungen mit asiatischen Schweinen hervorgegangen waren. So entstanden viele neue roe und effiziente Rassen. Durch den Wunsch nach fettarmem Fleischschwein und die zunehmende Industrialisierung der Landwirtschaft verschwanden immer mehr traditionelle Landrassen. Heute machen in den Ställen der Tierfabriken nur drei Schweinerassen – die Landrasse B, das Deutsche Edelschwein (welches im Rahmen dieses Buches aufgrund seiner interessanten Geschichte und als seltenste der drei genannten Rassen gewürdigt wird) und das Piétrain-Schwein – nahezu 98 Prozent des Gesamtbestandes aus. Alte Landschweinrassen wie das Angler Sattelschwein und das Bunte Bentheimer Schwein stehen dafür auf der Roten Liste der vom Aussterben bedrohten Nutztierrassen. Mit den alten Rassen gehen aber nicht nur die Vielfalt und ein leckeres Stück Fleisch verloren, sondern auch wertvolles Genmaterial, das in modernen Züchtungen fehlt. Denn die ursprünglichen Schweinerassen sind äußerst widerstandsfähig, trotzen Krankheiten und Kälte und sind nicht so stressanfällig wie ihre Verwandten aus den Massenställen. Als soziale, sensible, hochintelligente Tiere, die uns Europäer seit etwa 9.000 Jahren begleiten – die ältesten, sicheren Hinweise auf Schweinedomestikation stammen aus Anatolien –, gehört das liebe Borstenvieh endlich wieder mehr geachtet und wertgeschätzt. Galt es uns Menschen doch über Jahrhunderte als Glücksbringer. Damit wir noch lange sagen können: Schwein gehabt.

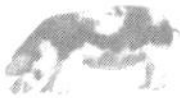

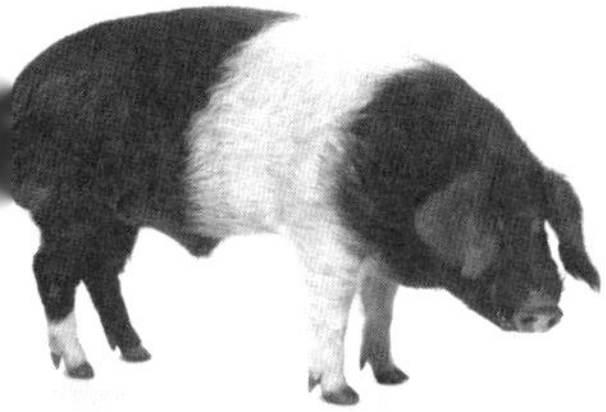

Angler Sattelschwein

Gutmütiges Wesen mit dickem Speckmantel

In der Region Angeln waren die Bauern mit ihren alten Landschweinen nicht mehr zufrieden. Die Holsteinischen und Jütländischen Marschschweine wuchsen ihnen zu langsam und brachten zu wenig Nachwuchs zur Welt. So machte sich ein Landwirt aus Süderbrarup im Norden Schleswig-Holsteins 1926 nach England auf, dem damaligen Mekka der europäischen Schweinezucht, sah sich dort um und erwarb eine tragende Sau der Wessex-Saddleback-Rasse. Das englische Sattelschwein war durch Einkreuzung chinesischer Maskenschweine entstanden. Da sich der erwünschte Zuchterfolg einstellte, wurden in den nächsten Jahren weitere Schweine dieser Rasse aus England importiert. So entstand aus den heimischen Marschschweinen und dem Wessex-Saddleback in wenigen Jahren das Angler Sattelschwein, 1937 offiziell als neue Schweinerasse anerkannt. Das robuste, mächtige und vom Charakter her gutmütige und stressresistente Landschwein mit den typischen Schlappohren – der Eber erreicht eine stattliche Schulterhöhe von über 90 Zentimetern – entwickelte sich rasch zum schleswig-holsteinischen Lieblingsschwein. Schon im Jahr seiner offiziellen Anerkennung zählte man über 80.000 Angler Sattelschweine im Norden. Die hervorragenden Muttereigenschaften, die gute Weidefähigkeit, die Anspruchslosigkeit in der Haltung und der dicke Speckmantel auf den Rippen machten das Sattelschwein in kürzester Zeit ungeheuer populär. Gleich nach dem Zweiten Weltkrieg avancierte das in Angeln gezüchtete Schwein sogar zur beliebtesten Schweinerasse in ganz Norddeutschland. Doch der Erfolg war nur von kurzer Dauer. Kaum zu glauben: 1991 gab es nur noch neun Sauen und einen Eber – das einst so beliebte Sattelschwein stand kurz vor dem Aussterben. Ende der 50er-Jahre, mit dem sogenannten deutschen Wirtschaftswunder, begann der Niedergang der traditionellen, fetten Schweinerasse. Das, was einst das Angler Schwein so beliebt gemacht hat, sein dicker Speckmantel, war auf einmal verpönt. Denn das mächtige Sattelschwein mit dem charakteristischen schwarzen Kopf und Hinterteil und dem langen weißen Rücken, dem Sattel, bringt bis zu 350 Kilogramm auf die Waage – ein Schwergewicht unter den deutschen Schweinerassen. Mit steigendem Wohlstand stieg jedoch die Nachfrage nach magerem Fleisch. In der 70er-Jahren verschwand das Angler Sattelschwein fast völlig aus den Schlachtereien und Fleischtheken des Nordens. Verglichen mit den »modernen« Schweinen, war die Speckschicht zu dick, der Fleisch- und Schinkenanteil im Verhältnis zum Körpergewicht zu gering. Die Gesellschaft zur Erhaltung alter und gefährdeter Haustierrassen (GEH) setzte es auf seine Rote Liste und ernannte es 1990 zur gefährdeten Nutztierrasse des Jahres. Auch Slow Food nahm es in seine Arche des guten Geschmacks auf.

Wenn sich nicht eine engagierte Züchtergemeinschaft 1991 darangemacht hätte, das Angler Sattelschein zu retten, wäre die Rasse heute wohl endgültig ausgestorben. Um den kümmerlichen Bestand aufzufrischen, wurden Sattelschweine aus Ungarn importiert, und 50 Sauen und vier Eber konnten aus einer ehemaligen LPG in Sachsen erworben werden, die dort als Genreserve gehalten wurden. Inzwischen suhlen sich auch dank eines Fördervereins wieder einige Hundert Angler Schweine auf schleswig-holsteinischem Boden.

Ausdrucksstark wie Emil Nolde

Wegen der sehr guten Fleischqualität, der zahlreichen Ferkel – die Sauen bekommen zwei Würfe im Jahre mit jeweils bis zu zehn, manchmal bis zu zwölf Ferkeln – und der Eignung für naturnahe Haltungsformen wird das Angler Sattelschwein von Liebhabern und besonders von Biolandwirten geschätzt. Als guter Futterverwerter fühlt es sich auf der Weide sauwohl.

Um den heutigen Ansprüchen der Verbraucher entgegenzukommen, kreuzen einige Züchter ihre Sattelschweine mit anderen (magereren) Schweinerassen ein. Ob reinrassig oder eingekreuzt: Das Ergebnis ist Fleisch für Feinschmecker. Das Fleisch des Angler Sattelschweins ist, verglichen mit der Standardware aus Massentierhaltung, wie ein Originalgemälde von Emil Nolde im Vergleich zu einem Kunstdruck aus dem Kaufhaus. Bei dem stressresistenten Schwein sorgen die breite Fettschicht und der hohe Gehalt an intramuskulärem Fett im Muskelfleisch (gute Marmorierung) für einen wohlschmeckenden, kräftigen Geschmack – purer Genuss. Das Fleisch verliert beim Braten kein Gewicht – es spritzt kein Wasser –, und es hat ein herzhaftes, nussiges Aroma. Durch das Angler Sattelschwein bekommt Schweinefleisch seine einst besondere Bedeutung für die Menschen zurück. Nur ein geachtetes, widerstandsfähiges und glückliches Schwein kann uns Menschen wirklich zum Genuss verhelfen.

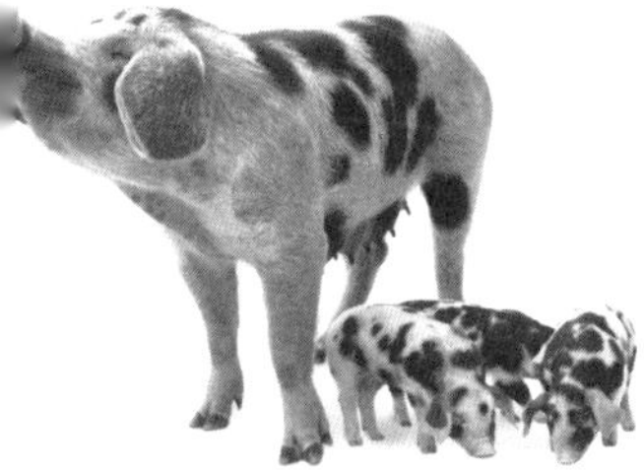

Buntes Bentheimer Schwein

Viel Fett, viel Ehr und quicklebendig

Dass die industrielle Revolution im 18. Jahrhundert in England begann, ist bekannt. Dass dort zu dieser Zeit auch die systematische Schweinezucht ihren Anfang nahm, wissen wohl nur wenige. Durch die rege Handelstätigkeit der Engländer kamen zu jener Zeit Schweine aus aller Herren Länder auf die Insel. Infolge der Kreuzung asiatischer und italienischer Tiere mit heimischen Landschlägen entstanden um 1770 die ersten modernen Schweinerassen, die meistens nach ihren Grafschaften benannt wurden.

Hundert Jahre später wurde im Landkreis Bentheim (Niedersachsen) das Marschschwein – eine Variante des europäischen Landschweins – mit dem englischen Berkshire und Cornwall gekreuzt, um die Schweinezucht zu intensivieren. Das Schwein sollte in kürzerer Zeit mehr Speck und Fleisch auf die Rippen bekommen. Heraus kam das mittelgroße, lang gestreckte Bunte Bentheimer Schwein – ein Schwein mit schwarzen Flecken auf rosa und hellgrauer Haut, niedlichen Schlappohren und viel Fett auf den Rippen. Die Menschen zwischen Münster und Nordsee nannten die Schweine: die Swatbunten. Bei den Bäuerinnen, die bis in die 1930er-Jahre für die Schweinezucht verantwortlich waren, waren sie beliebt, denn die schwarz-bunten Sauen waren vital, robust, genügsam und freundlich im Wesen. Sie ließen sich gut mit Küchenabfällen füttern, und wenn sie groß genug waren – sich so um die 90 bis 100 Kilo angefressen hatten –, konnte man sie zu einem guten Preis verkaufen. Zudem waren die Bentheimer gute Mütter und brachten reichlich Nachwuchs zur Welt – gut 20 Ferkel im Jahr.

Dennoch hatte das Bunte Bentheimer seine letzte große Zeit in den ersten Jahren nach dem Zweiten Weltkrieg. Da die Menschen das Bedürfnis hatten, sich selbst Speck anzufuttern, kam das urwüchsige Landschwein mit seinem hohen Speckanteil gut an. Auf ein Kilo Fleisch kommen dabei 630 Gramm Fett. Bei heutigen Hochleistungsrassen liegt der Fettanteil nur noch bei 220 Gramm. Wegen des hohen Fettanteils wurde die Zucht des Bentheimers in den 60er-Jahren allmählich aufgegeben – bis es nur noch wenige Zuchttiere gab und die Rasse kurz vor dem Aussterben stand.

Störrische Bauern

Nur einer Handvoll störrischer Bauern ist es zu verdanken, dass es die Bunten Bentheimer Schweine überhaupt noch gibt. Vor allem Gerhard Schulte-Bernd aus dem Bentheimischen Isterberg, der seine Swatbunten weiter hegte und pflegte, obwohl doch seit den 1960er-Jahren die modernen mageren Rassen angesagt waren. Ihr weißes, wässriges Fleisch konnten ihn nicht überzeugen. Das Fleisch und die Wurst seiner alten Bentheimer schmeckten ihm einfach besser. Man muss ja nicht jede Mode mitmachen, dachte der Bauer. Als dann endlich Ende der 80er-Jahre die Nachfrage nach gesundem, schmackhaftem Schweinefleisch wieder leicht anstieg, man sich wieder an die alten, traditionellen und widerstandsfähigen Rassen erinnerte, waren Gerhard Schulte-Bernd und einige seiner bäuerlichen Kollegen mit ihren quicklebendigen Bunten Bentheimern zur Stelle. So konnte eine neue Zucht, seit 1988 wieder mit einem offiziellen Zuchtbuch, aufgebaut werden.

Heute steigt die Nachfrage wieder leicht an, weil die Fleischqualität des Bentheimers im Vergleich zu den modernen Schweinerassen wesentlich besser ist. Das kernige Fleisch und das feste Fett sorgen für einen kräftigen Geschmack. Man braucht das Fleisch in der Pfanne nicht mal zu würzen. Und Koteletts und Nackensteaks können bei niedriger Temperatur in der Pfanne ohne Butter oder Öl angebraten werden. Ein Fleisch mit hohem Genussfaktor. Eine besondere Spezialität ist der Knochenschinken vom Bentheimer Schwein. Die Keule wird mit Salz eingerieben und bis zu einem Jahr luftgetrocknet. Dabei verliert der Schinken viel Flüssigkeit. Das Ergebnis ist ein nussiger, mild-würziger Schinken von allerbester Qualität, der seinen bei uns so beliebten Vorbildern aus Italien und Spanien geschmacklich in nichts nachsteht. Das Geheimnis seines intensiven Aromas liegt zum einen in einer traditionellen Herstellungsweise, die auf Nitritpökelsalz und chemische Zusätze verzichtet, und in der Ernährung und artgerechten Haltung, die zu aromatischem und festem Fleisch führt. Am Ende der Mast gibt es nach dem Vorbild des berühmten spanischen Pata-Negra-Schweins leckere Eicheln für die westfälischen Schweine zu fressen. Das Ergebnis ist ein edler Schinken für Feinschmecker.

Noch aber gilt das Bunte Bentheimer Schwein als stark gefährdete Rasse. Daher nahm es die Anti-Fast-Food-Bewegung Slow Food im August 2005 in seine Arche des guten Geschmacks auf. Ist es doch ideal für die Weidehaltung, auch bei ungemütlichem Wetter, und ein guter Futterverwerter. Eigenschaften, die besonders Biobauern ansprechen müssten, da die Bioverbände für die Schweinehaltung Auslauf, Licht und viel frische Luft vorschreiben. Wäre schön, wenn sich auch noch unsere Kinder und Enkelkinder an den lustvoll grunzenden Bunten Bentheimer Schweinen erfreuen könnten.

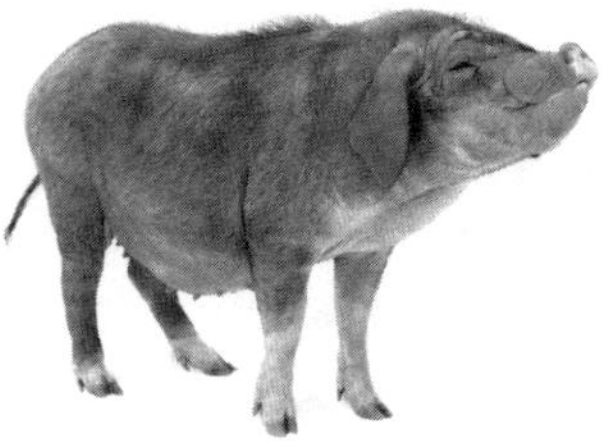

Chinesisches Maskenschwein

Übermutter mit Falten

Chinesische Maskenschweine werden seit über 400 Jahren gehalten. Damit sind sie die älteste bis heute genutzte Hausschweinrasse. Das Mei Shan, wie es in China heißt, geht auf die südostasiatische Variante des Bindenschweins zurück, eine Unterart des europäischen Wildschweins.

Charakteristisch für das Mei Shan sind sein knautschiges Faltengesicht und sein kurzer faltiger Rüssel, was ihm den Namen einbrachte. Auch sein großer Kopf und die sehr langen Hängeohren - gern 30 bis 35 Zentimeter lang - sind auffällig. Ein Hängebauch, der leichte Senkrücken und eine ebenfalls tief faltige Haut geben ihm sein besonderes Aussehen. Dabei hat der Eber mit Hängebauch und Falten weniger zu kämpfen als die Sau. Das Männchen ist wesentlich straffer. Aus menschlicher Perspektive mag dies ungerecht erscheinen, aber die Evolution hat sich etwas dabei gedacht. Die Maskenschweinsauen sind geborene Übermütter und auch unter Schweinegesichtspunkten extrem fruchtbar. Eine Maskenschweinsau hält den Rekord: neun Würfe mit insgesamt 215 Ferkeln, im Schnitt also 22 Ferkel pro Wurf. Im achten Wurf brachte sie gar 40 gesunde Ferkel zur

Welt. Was für eine Leistung! Da dürfen die Haut und der Bauch auch mal etwas schlaffer sein. Die Mei-Shan-Sauen gelten zudem als frühreif, die Geschlechtsreife setzt bei ihnen schon nach knapp drei Monaten ein, bis zu zwei Monate früher als bei europäischen Hochleistungsrassen, die sogar speziell auf die schnelle Verwertung hin gezüchtet werden. Erstaunlich: Beim ursprünglichen Maskenschwein ist die Natur einfach besser und schneller, als die moderne Zucht es vermag. Der Eber lässt sich dafür etwas mehr Zeit – auch bei uns Menschen kommen die Jungs ja später in die Pubertät als die Mädchen –, mit vier Monaten ist er geschlechtsreif. Da er aber erst alt genug, also ein ganzer Eber sein soll, bevor er zur Sau darf, muss er bis zum neunten Monat warten. Das nicht sehr dichte Haar des Schweins ist schwarz bis grau, die Haut eher rötlich, und Beine und Nase können auch mal weiß schimmern. Das Tier erreicht eine Schulterhöhe von um die 70 Zentimeter, ist also für ein Schwein mittelgroß, und bringt zwischen 130 bis 170 Kilogramm auf die Waage.

Urahn unserer alten Landrassen

Das Chinesische Maskenschwein hat in Europa viele Verwandte. Dazu zählen unter anderem das Angler Sattelschwein, das Bunte Bentheimer und das Schwäbisch-Hällische Landschwein. Bis ins 18. Jahrhundert wurden in Europa ausschließlich domestizierte Wildschweine gehalten. Es waren die Engländer, die mit der Einfuhr sogenannter Chinesenschweine die ersten modernen Landrassen züchteten. Von dort aus wurden die Maskenschweine dann direkt oder durch vorherige Einkreuzung mit englischen Landschlägen für die Zucht auf dem Kontinent eingesetzt. Die charakteristischen Schlappohren und das gutmütige Wesen der Sattelschweinrassen sind chinesischen Ursprungs.

China ist in Schweine verliebt, fast 500 Millionen Schweine werden landesweit gehalten, doch spielt das uralte Hausschwein dort kaum mehr eine Rolle. Wächst es doch langsam heran, und gemessen an den modernen »Turborassen«, hat es zu wenig fettarmes Fleisch auf den Rippen. Bei Kleinbauern in der chinesischen Provinz soll sich das urwüchsige, genügsame, kaum Krankheiten kennende Maskenschwein aber noch einer gewissen Beliebtheit erfreuen. Ob die Rasse in ihrem Bestand in China insgesamt gefährdet ist, weiß man zwar nicht so genau, Experten vermuten es aber. In Europa finden sich heute kleine Bestände in England, Frankreich und Deutschland. Sie leben in Tierparks – seit Beginn des 19. Jahrhunderts von zoologischen Gärten aufgrund ihres »exotischen« Aussehens gern importiert –, auf Arche-Höfen und bei Schweinezüchtern. So entstammen die zunehmend beliebten Minischweine häufig einer Kreuzung mit dem Maskenschwein.

Aufgrund seines mehr als 400 Jahre zurückliegenden Ursprungs und seiner großen Verdienste um die europäischen Landrassen sollte man das Mei Shan auch in Europa schätzen und ehren und für unsere Kinder und Kindeskinder auch außerhalb von Tierparks erhalten. Sollte es einmal einen Schweineorden geben, wäre das Chinesische Maskenschwein der erste Anwärter.

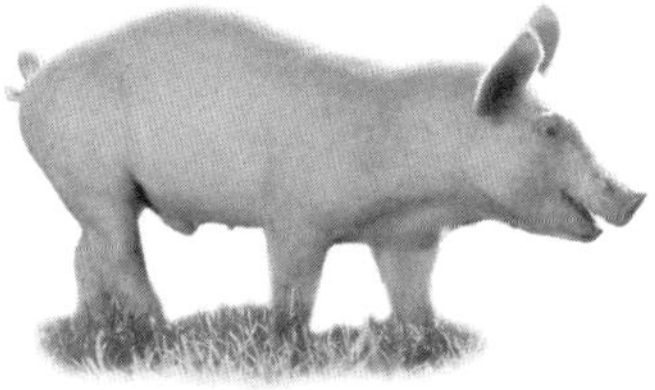

Deutsches Edelschwein

Borstenvieh fürs Volk

Das Deutsche Edelschwein geht auf eine in der zweiten Hälfte des 19. Jahrhunderts beginnende Liaison des alten deutschen Marschschweins mit dem englischen Yorkshire-Schwein, dem Large White, zurück. Im Gegensatz zur Deutschen Landrasse, die aus der gleichen Verbindung hervorging, haben sich beim Edelschwein die Stehohren des englischen Vaters durchgesetzt. Zu Beginn des 20. Jahrhunderts erfolgte die klare züchterische

Trennung zwischen Edelschweinen und den veredelten Landrassen (Deutsche Landrasse).

Das Edelschwein wurde systematisch auf Frühreife, »Frohwüchsigkeit« – wie es in der Fachsprache heißt – und auf eine gute Fleischleistung hin gezüchtet. In diesem Fall ging es schon früh um weniger Fett und dafür mehr Muskelfleisch. Die Bezeichnung »Deutsches Weißes Edelschwein« wurde kurz nach der Jahrhundertwende geprägt. 1904 wird die Rasse offiziell anerkannt. Da das Edelschwein schon früh dem veränderten Verbraucherverhalten angeglichen worden war, gab es später, nach dem Zweiten Weltkrieg und in den 50er- und 60er-Jahren, keine Veranlassung, es züchterisch weiter zu ändern. Es war perfekt, schon weit vor dem Diätzeitalter und dem Fitnesswahn, rundum dem Zeitgeist angepasst.

Besonders im Oldenburger Raum (Ammerland) und in den früheren ostdeutschen Gebieten erfreute sich das Schwein über Jahrzehnte hinweg großer Beliebtheit. Aber auch auf dem Balkan, in Österreich und in der Schweiz wurde und wird es bis heute gehalten und gezüchtet. Zurzeit sind immerhin noch einige Tausend Sauen im Herdbuch eingetragen, davon rund 700 in Brandenburg.

Frühreif und frohwüchsig

Das großwüchsige Schwein ist mittellang, hat weiße Borsten auf weißer Haut, einen breiten Kopf, eine eingedellte Nasenlinie und seine charakteristischen (englischen) Stehohren. Verwandte Schweine mit Stehohren kommen in zahlreichen europäischen Ländern, allerdings unter anderem Namen, vor.

Die Sau erreicht eine Schulterhöhe von 80 Zentimetern und wird bis zu 280 Kilo schwer, der Eber wird 85 Zentimeter groß und kann bis zu bis 350 Kilogramm auf die Waage bringen. Die Sau bringt im Schnitt mit zwei Würfen im Jahr 20 Ferkel zur Welt.

Das Deutsche Edelschwein ist robust, hat ein ausgeglichenes Wesen, ist frühreif beziehungsweise frohwüchsig und legt am Tag bis zu 840 Gramm zu. Wie bei allen Schweinen liegt sein

Schlachtgewicht bei rund 100 Kilogramm, die es nach circa vier Monaten erreicht hat. Bei mittlerer Fleischleistung, dabei aber mit hohem Muskelfleischanteil von rund 55 Prozent, gilt das Fleisch als besonders wertvoll.

Da das Deutsche Edelschwein vom Verbraucher wieder mehr nachgefragt wird – und im Gegensatz zur Deutschen Landrasse kaum stressanfällig ist –, wird das Edelborstenvieh auch weiterhin eine Zukunft haben, auch wenn es in der Massentierhaltung mittlerweile kaum mehr eine Rolle spielt: Es wurde von »moderneren« und »wirtschaftlicheren« Rassen abgelöst. Ein Glück für das Deutsche Edelschwein ist jedoch, dass es sich für die kleinbäuerliche traditionelle sowie für die ökologische Haltung bestens eignet. Darüber hinaus ist das deutsche Traditionsschwein als Genreserve unverzichtbar und sollte im Spannungsfeld zwischen »Turboschweinen« für die industrielle Massentierhaltung auf der einen Seite und ihren aussterbenden Verwandten von der Roten Liste auf der anderen Seite nicht vergessen werden. Ist es doch ein typisches »Volksschwein« – solide, friedlich und von guter Qualität.

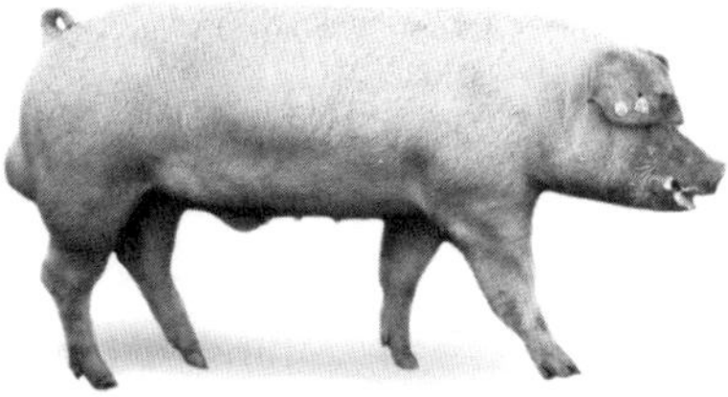

Leicoma

Sozialistisches Vorzeigeschwein

Das Leicoma war das sozialistische Vorzeigeschwein der DDR. Der Name setzt sich aus den jeweils ersten Buchstaben der DDR-Bezirke Leipzig, Cottbus und Magdeburg zusammen. Der Ursprung der Rasse liegt in den 1970er-Jahren. Wie der Westdeutsche, so aß auch der Ostdeutsche am liebsten Schweinefleisch. Eine »Arbeitsgruppe Neuzüchtung« in Ruhlsdorf sollte ein neues, leistungsfähigeres Schwein züchten. Im Leicoma-

Schwein findet sich das alte Deutsche Sattelschwein wieder. Einige engagierte Züchter retteten die Rasse entgegen den Direktiven der Staatsplaner, denn sie betrachteten sie zu Recht als wichtige Genreserve. Zahlreiche alte und vom Aussterben bedrohte Nutztierrassen im Westen konnten nach der Wende durch noch kleine bestehende und geschützte DDR-Bestände gerettet werden. Zur Zucht des neuen Leicoma-Schweins wurden dann noch die Deutsche und die Niederländische Landrasse, die Estnische Baconrasse und das Duroc eingekreuzt. Dabei wurde das Estnische Schwein aus politischen Gründen mit ausgewählt, die Parole hieß: »Von der Sowjetunion lernen heißt siegen lernen.« Die Fachleute sahen zwar keinen möglichen Gewinn im sowjetischen Schwein, aber die politische Führung der Zeit wollte es nun mal so haben und präsentierte auf einer großen Landwirtschaftsausstellung die Estnische Baconrasse als wesentlichen Bestandteil des neuen Schweins. Das Baconschwein des großen russischen Bruders brachte jedoch tatsächlich kaum Vorteile, und so wurde sein Anteil am Leicoma immer geringer. Darum besteht das DDR-Vorzeigeschwein heute, genetisch gesehen, aus: 43 Prozent Deutsche und Niederländische Landrasse, 46 Prozent Duroc, 6 Prozent Estnische Baconrasse und 5 Prozent Deutsches Sattelschwein. Papier ist bekanntlich geduldig, die Zucht des Leicoma wurde exakt dokumentiert. Galt doch die DDR-Schweinezucht als besonders modern, hier konnte man endlich mit dem Westen konkurrieren.

Gutes Fleisch fürs Volk

Das Leicoma hat sehr kurze Beine, einen geraden Rücken, eine tiefe Bauchlinie, kurze Hängeohren und eine hellrosafarbene Pigmentierung. Es wird zwischen 130 und 160 Kilo schwer und erreicht sein Schlachtgewicht von circa 100 Kilo nach sechseinhalb Monaten. Die Sau ist eine gute Mutter und bekommt neun bis elf Ferkel pro Wurf.

Die Züchter in der DDR rühmten an ihrem Schwein vor allem die vielseitigen Verwendungsmöglichkeiten als Mutterrasse für die Hybridschweinezuchtprogramme, aber auch seine Robustheit, seine außergewöhnliche Stressresistenz – auch bei Stallhaltung –, das schnelle Wachstum und die gute Fleischqualität. Das Schwein ist durchaus fett – im Osten wurde auch in den 70er- und 80er-Jahren noch gerne »fett gegessen« –, hat aber einen hohen Anteil an intramuskulärem Fett, was den Wohlgeschmack und die Saftigkeit des Fleisches positiv beeinflusst. Für die heutigen Verbrauchergewohnheiten mag das Fleisch des Schweins ein wenig zu gehaltvoll sein, dafür können kulinarische Nostalgiker beim Genuss eines Koteletts vom Leicoma aber wunderbar in früheren, geschmackvolleren Zeiten schwelgen.

Bis heute wird das DDR-Vorzeigeschwein in Brandenburg, Mecklenburg-Vorpommern, Sachsen-Anhalt und Thüringen gehalten. Es war eben nicht alles nur schlecht in der DDR! Seit 1995 unterhält man auch eine gemeinsame Zuchtkommission, um den Erhalt der Leicomas formal zu sichern. In westlichen Bundesländern setzen einige Supermarktketten auf das schnell wachsende, robuste Schwein und preisen die gute Qualität. Und auch wenn das Leicoma-Schwein international keine Rolle spielt, so sind zumindest die Weißrussen von ihm begeistert und holen sich verstärkt Leicomas ins Land.

Zumindest mit ihrem Schwein konnte sich die DDR also sehen lassen. Keine Delikatesse, aber ein Schwein von mittlerer, solider Qualität. Ein Schwein wie geschaffen für die klassenlose Gesellschaft.

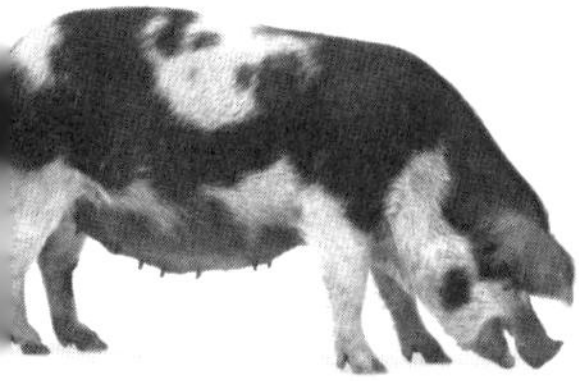

Linderöd-Schwein

Vom Wald- zum Hausschwein

Früher kam im Vergleich zu heute viel weniger Fleisch auf den Tisch. Dafür war das Fleisch aber auch deutlich fetter. Im Laufe von Wohlstandsentwicklung und Schlankheitswelle veränderten sich die Konsumgewohnheiten und damit die Zuchtziele bei den Nutztierrassen. Was Schweine angeht, boomten die sogenannten Schnellwuchs-Magerschweine. Während Schweine früher in 18 Monaten auf 130 Kilogramm gemästet wurden, ist ein modernes Mastschwein heute in wenigen Monaten schlachtreif. Die Probleme dieser Fleischzüchtungen, die schnell an Gewicht zulegen sollen – jeder Tag zählt, die Gewinne sind knapp kalkuliert –, sind bekannt: »Moderne« Schweine fristen nicht nur ein bemitleidenswertes Dasein in der industriellen Massenhaltung – von Leben mag man da gar nicht sprechen –, sondern sind auch physisch und psychisch labil. Ihr häufig blasses, weiches und wässriges Fleisch (sogenanntes PSE-Fleisch) ist ein sichtbares Indiz dafür. Das Schweineschnitzel schrumpft in der Pfanne zur Schuhsohle. Und auf der anderen Seite sind alte urwüchsige Landrassen wie das Schwedische Linderöd-Schwein vom Aussterben bedroht. Sie wachsen zu langsam und sind »zu fett«. Außerdem sind sie nicht für die Massentierhaltung geeignet. Daher gibt es von der einzigen noch lebenden schwedischen Schweinerasse nur noch einige Hundert Tiere. Das Schwedische Borstenvieh steht kurz vor dem Aussterben.

Wikinger-Schwein

Das schwarz-weiß gescheckte Linderöd-Schwein ist ein Nachfahre des halbwilden Schwedischen Waldschweins, das heute ausgestorben ist. Die typischen Merkmale der Linderöd-Schweine wie Stehohren, ein schlanker Kopf und ein dichtes

Haarkleid sind noch heute Nachweis für diese Abstammung. Bei knapp einem Meter Schulterhöhe bringt die Sau bis zu 150 und der Eber bis zu 230 Kilogramm auf die Waage. Das friedliche Schwein ist robust, fühlt sich draußen am wohlsten, in einer Gruppe und mit Schlammlöchern zum Suhlen, wirft jährlich bis zu zehn Ferkel und wird bis zu 15 Jahre alt. Das Fleisch ist im Geschmack mit dem des Angler Sattelschweins vergleichbar: fett und herzhaft, so wird berichtet. Sämtliche heute lebenden Tiere stammen aus dem Tierpark Skåne, der seit Anfang der 50er-Jahre des 20. Jahrhunderts einen Stamm hielt, der ursprünglich vom Linderödsåsen kam. Nachkommen dieser Schweine hatten noch Anlagen des alten Waldschweins. Sie waren gescheckt und hatten eine unterschiedliche Färbung. Um die Tiere etwas magerer zu machen und um ein etwas spitzeres Maul zu erhalten, kreuzte der Tierpark Skåne Wildschweine ein. Das Linderöd-Schwein lebt heute bei Hobbyzüchtern, ansonsten findet man es nur noch in Tierparks. Eine kleine Herde suhlt sich im Nutztierpark Arche Warder in Schleswig-Holstein. Vom Wildschwein über das Waldschwein zum Linderöd-Schwein. Diese uralte, kräftige nordeuropäische Landrasse der Wikinger-Nachfahren darf nicht aussterben! Gehörten doch Schweine zur Wikingerkultur wie Meet, Schwert und Boot.

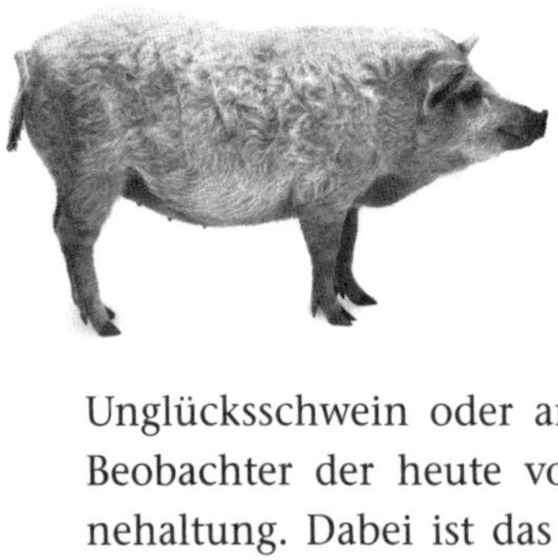

Mangalitza-Wollschwein

Wuscheliger Operettenstar

Unglücksschwein oder arme Sau? Das fragt sich so mancher Beobachter der heute vorherrschenden industriellen Schweinehaltung. Dabei ist das Schwein, das wir schon seit Jahrtausenden als Haustier halten, ein faszinierendes Geschöpf – sozial, reinlich und erstaunlich klug, wie das Mangalitza-Schwein. Johann Strauß II. hat dem fettreichen Wollschwein in seiner Operette »Der Zigeunerbaron« 1885 ein Denkmal gesetzt: »Mein idealer Lebenszweck ist Borstenvieh, ist Schweinespeck ...«, singt Schweinezüchter Zsupán.

Wollschweine soll es schon im 9. Jahrhundert gegeben haben, sie sind wiederum aus südosteuropäischen Urschweinen hervorgegangen. Aus dem Wollschwein entwickelte sich im Laufe der Jahrhunderte im südosteuropäischen Raum (Ungarn, Serbien, Kroatien, Rumänien, Bulgarien) das Mangalitza, eine der ältesten Schweinerassen Europas. Schon im 13. Jahrhundert beschreiben ungarische Quellen ein »wolliges, fettes Schwein«. Doch das Wollschwein, wie wir es heute kennen, dürfte erst Anfang des 19. Jahrhunderts entstanden sein. 1927 wird das Mangalitza offiziell als Rasse anerkannt. Der Name Mangalitza leitet sich aus dem serbokroatischen Wort »mangulica« ab, was so viel wie »wird schnell fett« bedeutet. Im Ungarischen übersetzt man Mangalitza mit »walzenförmig«. Ursprünglich gab es vier Farbvarianten der Mangalitza: Blonde, Rote, Schwarze und Schwalbenbäuchige Mangalitza. Die Schwarzen Mangalitzas sind mit an Sicherheit grenzender Wahrscheinlichkeit ausgestorben.

Das Blonde Mangalitza geht auf das serbische Sumadija-Schwein zurück, welches mit dem ungarischen Bakonyer-Schwein und dem Szalontaer-Schwein gekreuzt wurde. Das Rote Mangalitza, kleiner als das Blonde, ist eine Kreuzung des Blonden mit dem kroatischen Syrmien-Schwein. Das Schwalbenbäuchige kommt ebenfalls aus dieser Zuchtrichtung, ist aber fast ganz schwarz, mit Ausnahme des unteren Halsbereichs und der unteren Bauchseite. Das vollständig Schwarze Mangalitza gilt, wie schon erwähnt, als ausgestorben.

Um 1900 lebten mehr als 6,5 Millionen Wollschweine in den Steppen Ungarns und Rumäniens. Die großen Herden, die oft über Hunderte Kilometer bis nach Wien (in die großen Schlachthöfe) getrieben wurden, prägten lange Zeit das Landschaftsbild der Region. Um 1950 war das Schwein in halb Europa vertreten und durch die Menge und Qualität seines Specks sehr beliebt. Schinken und Salami vom Mangalitza galten als Delikatesse. In den 1960er-Jahren begann beim Mangalitza, wie bei allen fetten europäischen Landrassen, der Niedergang, bis schließlich in den 80er-Jahren nur noch wenige Hundert Exemplare übrig waren.

Vorbildliche Eltern

Das Besondere am Mangalitza ist sein dichtes, wolliges Haarkleid, das ihm auch seinen Beinamen »Wollschwein« eintrug. Es schützt die Tiere vor Kälte und Sonnenbrand. Die Borsten waren früher sogar als Stopfmaterial beim Sattler sehr begehrt. Auch wurden sie für Hutdekorationen und zur Herstellung von Rasierpinseln benutzt. Im Frühjahr werfen die Schweine ihr Winterfell ab – natürlich nur in Freilandhaltung – und ersetzen es durch ein etwas weicheres, kürzeres Sommerfell. Es hat beim Blonden Mangalitza eine weißlich gelbe, manchmal auch gräuliche und gelblich rote Farbe. Darunter scheint dunkle Haut durch. Dunkel gefärbt sind auch Augenlider, Rüssel und Klauen. Das Wollschwein ist ein besonders widerstandsfähiges, urwüchsiges und extrem bewegliches Schwein. Auch wegen seiner kräftigen Klauen und Beine kann es sich in jedem Gelände bewegen und eignet sich besonders zur Weidehaltung auf kargen Böden. Für die industrielle Massentierhaltung ist das Schwein ungeeignet, verliert, wenn man ihm diese antut, die Lust, sich zu paaren. Doch in der freien Natur und im großen Familienverband fühlt sich das Schwein sauwohl. Die Ferkel – pro Wurf drei bis sechs – sehen ein wenig wie Wildschweinfrischlinge aus – sie sind längs gestreift –, ein Indiz für die Ursprünglichkeit dieser Rasse. Interessant zu beobachten ist auch ihr Sozialverhalten. Bei starker Kälte legen sich beide Elternteile Bauch an Bauch und nehmen ihre Ferkel in die wärmende Mitte. Die Schweine sind äußerst gutmütig und sozial kompatibel, selbst die Eber gelten als wenig aggressiv. Die Sauen werden so um 170, die Eber um die 250 Kilo schwer.

Auf der Roten Liste der vom Aussterben bedrohten Nutztierrassen gibt es für das Mangalitza-Schwein noch Hoffnung. Aufgrund der exzellenten Fleischqualität (das dunkle Fleisch hat einen leicht nussartigen Geschmack) sind die Bestände in Deutschland, Österreich und der Schweiz leicht und in Ungarn, Rumänien und anderen südosteuropäischen Ländern wieder etwas stärker gestiegen. Hat sich doch der exzellent gute Geschmack des Wollschweins mittlerweile bei Feinschmeckern auf der ganzen Welt herumgesprochen. Von Wien bis New York wird das relativ fette, aber geschmacksintensive Fleisch in der Edelgastronomie nachgefragt und angeboten. Vegetarier mögen es bedauern, aber erst durch die steigende Nachfrage nach Qualitätsfleisch ist das Überleben der Wollschweine (auch außerhalb von Tierparks) für die Zukunft gesichert.

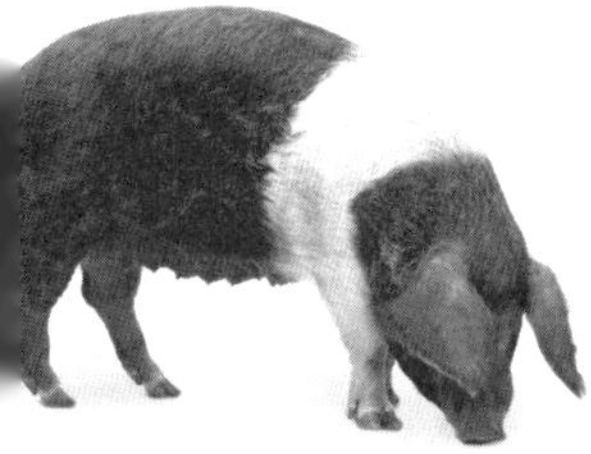

Rotbuntes Husumer Schwein

Dänisches Protestschwein

Das Rotbunte Husumer Schwein ist sicherlich eine der wenigen Schweinerassen, deren Entstehung politisch motiviert war. Da die dänische Minderheit in Schleswig-Holstein Ende des 19. Jahrhunderts nicht mehr ihre rot-weiß-rote Nationalflagge hissen durfte, züchteten die Angehörigen Schweine in den Farben Rot-Weiß-Rot. Die Schweine fungierten als Zeichen des Protests. Und weil damals nahezu jeder Haushalt sein Hausschwein hatte – man war überwiegend Selbstversorger –, war die Population der sogenannten Rotbunten Husumer Schweine groß. Auch die Deutschen hielten sich bald darauf das Schwein, denn es war robust und ein gutes Muttertier. Husum, die Stadt Theodor Storms und seines Schimmelreiters Hauke Haien, war Namensgeberin des

Schweins, da in der Stadt einer der größten Viehmärkte nördlich der Eider stattfand.

Unter den im Norden Deutschlands beheimateten Angler Sattelschweinen tauchten immer wieder rot-weiß-rote Farbschläge auf. Daneben kam es zur Kreuzung von Holsteinischen und Jütländischen Marschschweinen mit dem roten englischen Tamworth-Schwein. Dieses brachte die kräftige rote Farbe, die Robustheit und die aparten Stehohren mit ein. Um 1916/17 wurde die neue Rasse als Variante der Angler Rasse richtig populär. Besonders im Raum Husum und entlang der schleswig-holsteinischen Westküste tauchten über Jahrhunderte immer wieder Schweine mit rotbunter Färbung auf. Aber erst 1954 wurde das mächtige Landschwein – der Eber wird fast einen Meter hoch und bringt stolze 350 Kilogramm auf die Wage – offiziell als Rasse anerkannt. In den 70er-Jahren galt das Borstentier allerdings schon wieder als ausgestorben. 1968 sah man auf einer Kreistierschau in Rendsburg zum letzten Mal eine Sau mit ihren Ferkeln. Moderne Rassen mit weniger Fett und schnellerem Wachstum verdrängten die alten Husumer.

Vom Protest- zum Gourmetschwein

Mitte der 80er-Jahre begannen Zoologen und Liebhaber mit der Rückzüchtung der Rotbunten Husumer. Das großrahmige, widerstandsfähige Landschwein hat eine dicke Fettschicht. Der hohe Gehalt an Fett im Muskelfleisch sorgt für den guten Geschmack und ein herzhaftes Aroma. Ein Schwein wie geschaffen für den Sonntagsbraten. So wurde aus dem einstigen Protestschwein ein Gourmetschwein. Vom Rotbunten Husumer leben heute wieder einige Hundert Exemplare im Norden der Republik. Sie suhlen sich auf den Anwesen von Hobbyzüchtern, einigen Biolandwirten – wie zum Beispiel bei Deutschlands Brillenkönig Günther Fielmann auf seinem Biohof in Lütjensee – und im Nutztierpark Arche Warder. Nach dem Vorbild des seit Jahrzehnten harmonisch praktizierten Minderheitenschutzes für die deutsche Minderheit in Dänemark und die dänische Minderheit in Deutschland sollte man auch dem Rotbunten Husumer Protestschwein diese Protektion angedeihen lassen. Gehört das Schwein doch unzweifelhaft zur wechselvollen deutsch-dänischen (schleswig-holsteinischen) Landesgeschichte. Es steht für lebendige Kulturgeschichte und ist facettenreich wie das Land: heimatverbunden, urwüchsig, friedlich, aber, wenn es sein muss, auch durchaus widerständig.

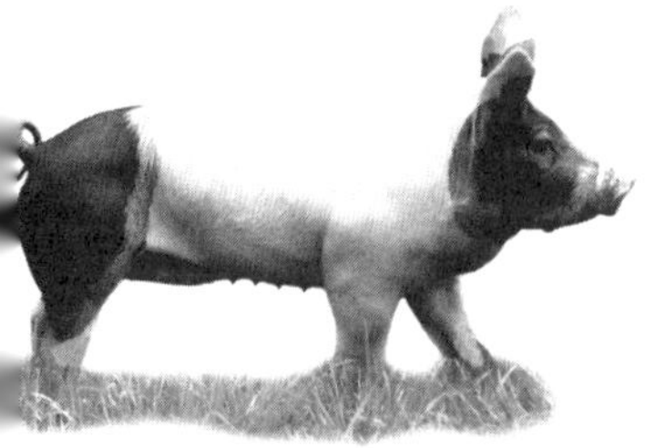

Schwäbisch-Hällisches Schwein

Schwabe mit multikulturellem Hintergrund

Das Schwäbisch-Hällische Schwein ist eine der traditionsreichsten Schweinerassen Deutschlands. Wie alle bekannten Sattelschweinrassen (so auch das Angler Sattelschwein) hat es chinesische Vorfahren. China war und ist bis heute die weltgrößte Schweinenation. Im 18. Jahrhundert importierten die Engländer verstärkt Schweine aus China. Von England aus eroberten die sogenannten Chinesenschweine ab 1816, nach Auflösung der Kontinentalsperre gegen Napoleon, den Kontinent. Bis zu diesem Zeitpunkt wurden in Mitteleuropa nur domestizierte Wildschweine gehalten. Erst mit der Einfuhr chinesischer Maskenschweine – sie kamen aus der Provinz Jinhua in Zentralchina – entstanden durch Einkreuzung mit den domestizierten Wildschweinen die heute noch bekannten Hausschweinrassen.

Es war König Wilhelm I. von Württemberg, der 1820 zur »Hebung der Schweinezucht« die Zucht mit Maskenschweinen anordnete. Sie galten als sehr fruchtbar (»eine Sau hat 15 bis

20 Ferkel oft«) und wurden als genügsam und zahm beschrieben. Außerdem hieß es vom Maskenschwein, »dass es den Boden nicht umwühlt.« Im Hällischen Land war man mächtig stolz auf das Schwein, so stolz, dass es die Fahne zierte, die beim Festumzug anlässlich des 25-jährigen Kronjubiläums von Wilhelm I. getragen wurde (darauf ist ein Mutterschwein mit seinen Jungen zu sehen). Die chinesischen Gene sind an der leicht gerunzelten Stirn der Schwäbisch-Hällischen bis heute zu erkennen.

Zu allen Zeiten war das Schwein mit dem charakteristischen schwarzen Kopf (weshalb man es »Mohrenköpfle« nannte) und dem schwarzen Hinterteil, dem lang gestrecktem Körper, den großen Schlappohren und dem langen Rüssel das fruchtbarste unter allen Schweinerassen. In den 50er-Jahren betrug der Marktanteil des Sattelschweins im Landkreis Schwäbisch Hall 99,2 Prozent. Neben den guten (Haltungs-)Eigenschaften spielte der Geschmack eine große Rolle. Das Schwein lieferte vorzügliches Fleisch: schmackhaft, vergleichbar dem des Angler Sattelscheins, nur nicht ganz so fett, ideal für feine Braten aller Art.

In den 60er-Jahren begann der Bestand der traditionsreichen Landrasse dann allmählich zurückzugehen. Gefragt war zusehends industriegerechtes und mageres Einheitsschwein. 1969 machte der zuständige Landrat sogar den Vorschlag, die letzten Exemplare ausstopfen zu lassen und im Heimatmuseum auszustellen. Doch er hatte nicht mit den Hohenloher Bauern gerechnet. In kleineren Betrieben überlebten Restbestände, weil die Bauern nicht einsahen, dass das robuste, gutmütige, fruchtbare Tier (10 bis 14 Ferkel pro Wurf), das schmackhaftes Fleisch lieferte, nichts mehr wert sein sollte. So wurde 1986 von 17 Bauern die Züchtervereinigung Schwäbisch-Hällisches Schwein gegründet, wenig später dann die Bäuerliche Erzeugergemeinschaft Schwäbisch-Hall, die den Grundstein für das Überleben der Rasse legte.

Ein Schwein wie die Region

Die widerständigen Bauern behielten recht. Heute ist das Schwein mit chinesischen Vorfahren wieder zum Aushängeschild einer ganzen Region geworden. Geräucherter Speck und Wurst des Hällischen erfreuen nicht nur Feinschmecker im ganzen Land. Einige Tausend Tiere werden jährlich wieder vermarktet. Es besteht Hoffnung, die Rasse dauerhaft retten zu können. Die neue Regionalitätswelle und die steigende Nachfrage nach authentischen, besonders geschmackvollen Lebensmitteln machen es möglich. Zahlreiche Gourmetköche lassen kein anderes Schweinefleisch mehr in ihre Pfannen und Bräter. Ist doch das recht dunkle Fleisch durch seinen hohen Muskelfleischanteil einerseits fest und andererseits besonders saftig. Seine besondere Fleischqualität, die Eignung für die Weide und nicht zuletzt seine Robustheit und Genügsamkeit machen das Schwäbisch-Hällische zum idealen Partner für die ökologische Landwirtschaft.

Wer die Möglichkeit hat, die Schweine in Freilandhaltung zu beobachten, wird sehr liebevolle und fürsorgliche Muttersauen bewundern können. Selbst der Eber ist wenig aggressiv, eher ein ruhiger, gemütlicher, manchmal könnte man gar meinen, ein phlegmatischer Zeitgenosse. Er lässt die Frauen machen. Ein Schwein wie die Landschaft, aus der es stammt: familienfreundlich, traditionell, gemütlich und mit multikulturellem Hintergrund.

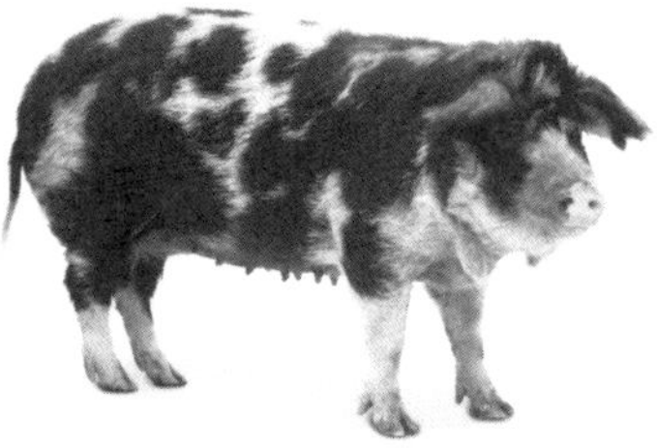

Sortbroget-Schwein

Alter Däne mit Glöckchen

»Das Land ist wie ein Schwein«, beschrieb einmal der Kieler Propst Klaus Harms Schleswig-Holstein, »an den Seiten fett, dort wächst der Speck, während es in der Mitte auf dem Rücken mager ist.« Der Speck ist die fruchtbare Marschlandschaft, der magere Rücken die karge Geest. Harms' Vergleich war nicht böse gemeint, im Gegenteil: Denn in früheren Zeiten galt das Schwein noch etwas. Die besondere Wertschätzung des lieben Borstenviehs können wir zum Beispiel dem Appetitlexikon von 1894 entnehmen: »Das Schwein gehört ohne Widerrede zu den kostbarsten und unersetzlichen Perlen in der Krone der Kultur.« So wurde das Schwein zu dieser Zeit gesehen. Heute hat die Wertschätzung des Schweins fraglos nachgelassen. Das intelligente und sensible Tier ist neben Geflügel das größte Opfer der Massentierhaltung. Auch sein Wert, gemessen am Preis, ist (dadurch) gering geworden. Supermärkte bieten Schweinefleisch im Angebot schon für zwei Euro das Kilo an: obszön! Wie kann das sein? Zur Einsicht, dass man mit geringem Aufwand an Kosten, Zeit und Mühe keine Delikatessen erzeugen kann, kommen noch immer viel zu wenige Produzenten und Verbraucher. Und dass industrielle Massentierhaltung und ein respektvoller Umgang mit unseren Nutztieren nicht in Einklang zu bringen sind, muss an dieser Stelle nicht erst betont werden.

Dem Trend zu billigem, fettarmem Schweinefleisch ist auch das dänische Sortbroget-Schwein zum Opfer gefallen. Mit weltweit gerade einmal 200 Tieren ist die alte, ehemals hoch geschätzte dänische Landrasse extrem gefährdet und steht auf der Roten Liste der vom Aussterben bedrohten Nutztierrassen. Das Sortbroget ist nämlich ungeeignet für die Massentierhaltung und hat für den heutigen Geschmack zu viel Fett auf den Rippen.

Der Ursprung des Borstentiers soll schon im 13. Jahrhundert liegen. Die Kreuzung aus dänischem Hausschwein und englischem Gloucestershire Old Spot wurde 1920 offiziell als Zuchtschwein anerkannt. Das urwüchsige Landschwein hat eine helle Haut mit schwarzen Flecken und große Schlappohren. Eine Besonderheit sind die sogenannten Glöckchen zwischen Unterkiefer und Halsansatz, daher der deutsche Name, ein Hautfortsatz ohne besondere Funktion. Nur ein Drittel der Sortbroget-Schweine weisen solche Glöckchen am Hals auf, weltweit einmalig. Man nimmt an, dass die Glöckchen oder Bommeln vor Jahrhunderten als Markierungsdrüsen zur Revierabgrenzung beim Suhlen oder Scheuern gedient haben. Aber genau weiß es keiner.

Der Methusalem unter den Schweinen

Das robuste und genügsame Glöckchenschwein lebt sehr lange. Mit 36 Jahren soll eine Sortbroget-Sau den Altersrekord halten. Für Schweine ein wahrlich biblisches Alter.

Auch wenn wir dem Wahn ewiger Jugend und Gesundheit verfallen sind und nur noch mageres Fleisch essen wollen, liegt das wahre Genießerglück in den Fettpölsterchen alter Landrassen wie des Glöckchenschweins. Eine unvergleichliche Delikatesse ist zum Beispiel ein Braten von der vorderen Kammpartie hinter dem Kopf. Sie ist besonders fein mit Fettsträhnen und mineralischen Salzen durchzogen, entwickelt beim Braten eine ungemein würzige Note und wird herrlich zart. Schon allein deshalb müsste die alte dänische Landrasse gerettet werden. Der karge Restbestand – man kann auch sagen: Weltbestand – lebt bei einem Landwirt auf Fünen in ganzjähriger Freilandhaltung, im dänischen Husdyrpark Ekeberg und im schleswig-holsteinischen Nutztierpark Arche Warder. Ohne das Glöckchenschwein wäre nicht nur die Schweinewelt um einiges ärmer!

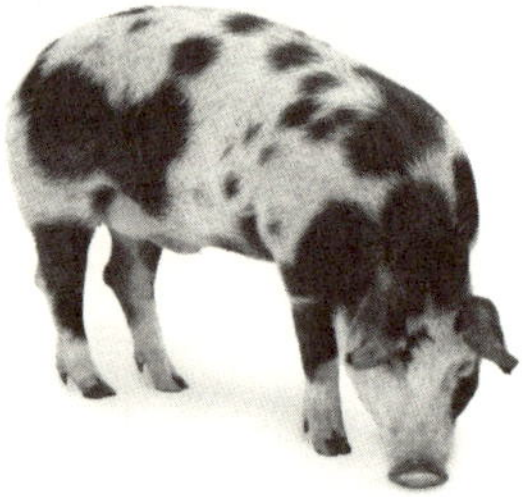

Turopolje-Schwein

Tauchender Dalmatiner

Die kroatischen Save-Auen, in denen die Flüsse regelmäßig über die Ufer treten, waren über Jahrhunderte ein Paradies für Insekten, Amphibien, Vögel und für eine spezielle Schweinerasse: das Turopolje-Schwein. Benannt wurde es nach der gleichnamigen Region zwischen Zagreb und Sisak. Das graubraun gefärbte Schwein mit den dunklen Tupfen auf dem störrisch gelockten Fell erinnert an die Hunderasse Dalmatiner und ist perfekt an die Verhältnisse im Feuchtgebiet angepasst. Es kann sehr gut schwimmen und nutzt das Feuchtbiotop, um seinen Speiseplan zu erweitern. Es kann sogar tauchen. Pflanzen und Muscheln aus dem Fluss gelten dem kroatischen Schwein als Delikatesse. Die Turopolje-Schweine lebten über Jahrhunderte ganzjährig in den Auwäldern und suchten sich ihr Futter zum Großteil selbst. Schweinehirten waren ihre ständigen Begleiter. Bis der Krieg ausbrach. Der serbisch-kroatische Krieg (1991–1999) brachte nicht nur den Menschen viel Leid, sondern auch dem seit dem 18. Jahrhundert dort ansässigen Turopolje-Schwein. Es wurde Opfer von Schießübungen und Wilderei durch Soldaten beider Seiten und starb fast aus. 1993 wurden nur noch 30 Exemplare gezählt. Ein Schweinezüchter hatte sie in einem Stall versteckt und in Sicherheit gebracht. Von dort wurden sie dann von Tierschützern ins sichere Hinterland und nach Österreich gebracht. Erst nach dem Krieg wurde die Bedeutung der Rasse für den Erhalt der letzten großen Flussauen Europas erkannt. Im Naturpark Lonjsko Polje wurden sie wieder angesiedelt und haben sich dort inzwischen wieder vermehrt. Wie einst ihre Vorfahren durchwühlen sie die feuchten Hutweiden und graben Mulden, in denen das Wasser sich staut. Auch dank einiger Nutztierparks in Deutschland und Österreich konnte das

Schwein vor dem Aussterben bewahrt werden. Heute leben wieder einige hundert Exemplare.

Die Geburtsstunde des Schweins geht auf das Jahr 1777 zurück. Damals wurden dunkle englische Schweine (Berkshire- oder Leicester-Eber) nach Kroatien gebracht und mit den lokalen, weiß-grauen Siska-Schweinen gekreuzt. Heraus kam das Turopolje-Schwein, das 1911 als eigenständige Rasse anerkannt wurde. Durch seine bis zu 15 Zentimeter dicke Speckschicht und sein dichtes Borstenkleid ist es bestens vor Hitze und Kälte geschützt und an die ursprünglich ganzjährige Freilandhaltung angepasst. Bis zum Ausbruch des Krieges hatte der traditionsreiche Fleischverarbeitungsbetrieb Gavrilovic in Petrinja alle Mastschweine aus dem Turopolje-Bestand aufgekauft und produzierte aus ihrem Fleisch Edelsalami.

Ende der 1950er-Jahre – die Blütezeit des Schweins – wurden fast 60.000 Tiere von Schweinehirten in den Save-Auen gehalten. In den 60er-Jahren begann man damit, die Auenwälder abzuholzen und sie intensiv landwirtschaftlich zu nutzen, der Lebensraum für die Schweine wurde dadurch immer kleiner. Auch setzte man im damaligen Jugoslawien auf »moderne« Schweinerassen, die für die Massenhaltung im Stall besser geeignet waren. Ende der 80er-Jahre suhlten sich nur noch 150 Exemplare in den Auen.

Einmaliges Schwein

Das Turopolje-Schwein ist in seiner Art einmalig, schon aus diesem Grund darf es nicht aussterben. Das mittelgroße Schwein bringt bei einer Schulterhöhe von 80 Zentimetern bis zu 250 Kilogramm auf die Waage. Typisch sind der Kopf mit dem halblangen Rüssel und mit dem leicht eingedellten Nasenrücken sowie die mittellangen, leicht hängenden Ohren. Die dunklen Klauen sind sehr hart und stehen auf relativ langen Beinen. Es hat hervorragende Eigenschaften für sumpfiges Gelände und kann schwimmen und tauchen. Die Schweine werden spät reif, erst mit zwei Jahren sind sie ausgewachsen. Dafür liefern sie eine hervorragende Speck- und Wurstqualität. Da das Turopolje ohne Probleme mit extremer Witterung zurechtkommt und sich in freier Natur sein Futter selbst sucht, ist es sehr gut für die extensive Weidehaltung und den Naturschutz geeignet. Daher setzen in den letzten Jahren verstärkt Biobauern (in Österreich) auf die noch sehr ursprüngliche, widerstandsfähige Rasse. Es wäre schön, wenn sich auch in unseren modernen Zeiten für das intelligente, mit überdurchschnittlichem Geruchs- und Geschmackssinn ausgestattete Schwein – das im Gegensatz zum zeitgenössischen Menschen noch in fester, dauerhafter Familienordnung lebt – ausreichend Platz und bleibende Lebensgrundlage finden würden. Dies wäre nicht zuletzt auch ein kleiner kultureller Beitrag, um die Schäden, die der Krieg im ehemaligen Jugoslawien hinterlassen hat, wiedergutzumachen.

Lammfromm

Die friedlichen Landschaftspfleger

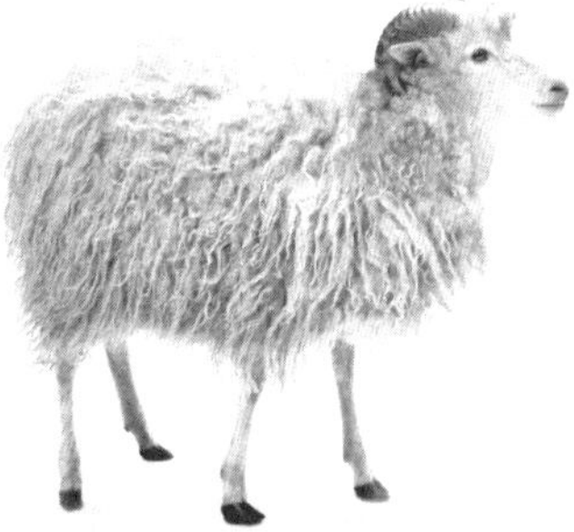

Idylle pur. Ein sanfter Wind streicht über den Deich. Friedlich liegen die Schafe mit ihrem zottelig weißen Fell auf der grünen Wiese und zupfen hin und wieder am saftigen Grün. Überall blökt es »Määäh« – die Alten tiefer, die Jungen heller. Spaziergänger und Radfahrer können sie nicht aus der Ruhe bringen. Die Tiere, so scheint es zumindest, kennen nur Schlafen und Fressen – und sind dabei rundum zufrieden.

Wollige Rasenmäher

Der Asiatische Mufflon (Ovis orientalis) ist die Stammform aller Hausschafe, deren Geschichte und Domestikation vor 12.000 Jahren im Gebiet des Fruchtbaren Halbmonds begann. Zusammen mit der Ziege gehört das Schaf zu den ältesten Nutztieren des Menschen. Die Entwicklung vom Jagen und Sammeln hin zur agrarischen Lebens- und Wirtschaftsweise der Menschen wäre ohne das Schaf kaum denkbar gewesen. Am Anfang wurde es zunächst nur für die Fleischgewinnung genutzt. Später entdeckten die Menschen dann aber auch die Vorzüge ihrer Milch und der wärmenden Wolle. Eine Statuette aus Ton aus der Zeit um 6000 vor Christus aus dem Iran zeigt die älteste bekannte Abbildung eines Wollschafs. Für die Domestikation und Züchtung brauchte man vor allem weibliche Tiere, daher werden in archäologischen Fundstätten meist Abbildungen von Mutterschafen ausgegraben.

In Deutschland leben rund 2,5 Millionen Mutterschafe. Sie grasen mit ihren Lämmern auf Wiesen, Weiden und Deichen. Einige Hunderttausend Tiere sind allein im Küstenschutz aktiv: Sie halten das Gras kurz und treten den Deichboden fest. Nebenbei liefern sie wärmende Wolle, Milch, Käse und exzellentes Fleisch. Auch unsere schönen Heidelandschaften wären ohne unsere treuen Begleiter nicht denkbar.

Dank der saftigen Wiesen, der salzhaltigen Luft und der besonderen Vegetation am Meer würzen sich die Tiere quasi von selbst. Ihr Fleisch ist ein einmaliger Genuss. Die außerordentliche Qualität hat sich sogar bis ins Mutterland der Gourmets herumgesprochen: Lämmer aus Schleswig-Holstein sind in Frankreich sehr gefragt. Aber auch andere Regionen und Vegetationen bieten vorzügliche Spezialitäten vom Lamm.

Lande, einer von rund 50.000 Schafzüchtern, erzählt: »Die Schafzucht erfolgt fast nur unter freiem Himmel.« Trotz Zwölf-Stunden-Arbeitstag, auch am Wochenende, liebt er seinen Beruf: »Immer an der frischen Luft sein und mit Tieren arbeiten ist einfach das Schönste. Ich möchte mit niemandem tauschen.« Seine 2.000 Mutterschafe und Lämmer weiden auf Deichen und Wiesen, auf Naturschutz- und Biolandflächen im Norden. Da die Flächen frei von Dünger und Pflanzenschutzmitteln sind und die Tiere das ganze Jahr auf natürlichem Grünland verbringen, ist er davon überzeugt, dass Lammfleisch das gesündeste Fleisch überhaupt ist. Es ist – auch was den Nährwert angeht – genauso gesund wie Rindfleisch, sagen Ernährungswissenschaftler: Es enthält wichtige Vitamine (A und B) und Mineralstoffe wie Kalium, Kalzium und Magnesium.

Wer einmal einen Lammbraten vom Wiesenlamm gegessen hat, wird verstehen, warum Gourmets darüber ins Schwärmen geraten: Das Fleisch ist zart und saftig und schmeckt gleichzeitig würzig und mild.

Gute Schafzüchter schlachten ihre Lämmer erst mit sechs bis elf Monaten. Das beliebte und preisgünstigere »Neuseelandlamm« wird schon nach zehn bis zwölf Wochen geschlachtet. Artgerechte und umweltfreundliche Tierhaltung und Qualität haben eben ihren Preis. Einer der Gründe, warum alte Schafrassen häufig auf der Roten Liste für gefährdete Haustierrassen stehen. Für Schafwolle wird nur noch knapp ein Euro pro Kilo bezahlt. Dies deckt gerade einmal den Schurlohn. Bei nur einem Kilo Fleischverbrauch pro Jahr und Bundesbürger (bei Schwein sind es hingegen fast 40 Kilo) und angesichts der fallenden Preise haben es Schafzüchter und alte Rassen in Deutschland schwer. Dabei sind sie ideale Weidetiere für Haus, Hof und Naturschutzflächen – friedliebende, wollige Rasenmäher und treue Landschaftspfleger. Wer möchte auf unseren uralten Begleiter schon verzichten?

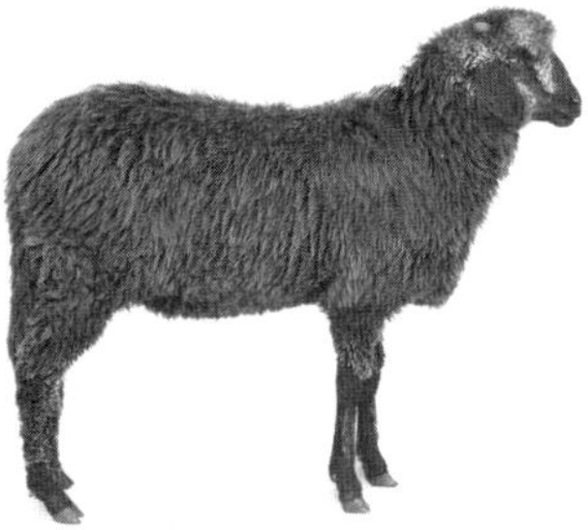

Alpines Steinschaf

Profibergsteiger mit Fell

Das Alpine Steinschaf ist eine der ältesten heute noch lebenden Schafrassen. Das kleine, drahtige Hochgebirgsschaf war einst im ganzen Ostalpenraum zu Hause und ist heute stark vom Aussterben bedroht. Schon der berühmt gewordene Gletschermann Ötzi (um 3000 vor Christus) setzte einst auf die dichte und wärmende Wolle der Steinschaf-Urahnen – aus ihrem Fell bestand seine Jacke.

Das Hochgebirgsschaf hat sehr dünne, dabei aber kräftige Beine und harte Klauen. Als Alpenschaf ist es so trittsicher wie ein Profibergsteiger. Es ist ein Leichtgewicht, verglichen mit seiner Schafsverwandtschaft, und bringt nur rund 40 bis 60 Kilogramm auf die Waage – so lässt es sich besser klettern. Typisch ist der kleine Kopf mit den kurzen, spitzen, seitwärts abstehenden Ohren. In der Regel sind beide Geschlechter behornt, wobei das Horn des männlichen Tieres bedeutend stärker ist. Der Schwanz ist lang und dünn. Das Alpine Steinschaf ist sehr fruchtbar: mit zwei Lammungen pro Jahr und vielen (unkomplizierten) Zwillingsgeburten.

Das Schaf, das in allen Wollfarben und Farbzeichnungen auftreten kann, soll auf das neolithische Torfschaf zurückgehen. Aber auch das ausgestorbene Zaupelschaf soll sich im Steinschaf vererbt haben, ebenso wie im Waldschaf. Während das Waldschaf die Mittelgebirgslagen beweidete, entwickelte sich das Steinschaf zu einer Rasse fürs Hochgebirge. Genauer gesagt, zu vier regionalen Steinschafrassen – dem Alpinen, dem Montafoner, dem Krainer und dem Tiroler Steinschaf.

Wolllieferant für kalte Winter

Das Alpine Steinschaf ist zutraulich, lebendig und anpassungsfähig und kann von Hobbyzüchtern gut in kleinen Gruppen gehalten werden. Es nutzt Hochlagen, wo kein Rind mehr hinkommt. Der überdurchschnittlich hohe Wollfettanteil und die grobe Wolle verhindern die Durchfeuchtung bei Regen und lassen das Alpine Schaf sich sogar im norddeutschen Schmuddelwetter wohlfühlen, wie der Besucher im Nutztierpark Arche Warder feststellen kann. Der Gesamtbestand der Steinschafe wird heute auf gerade einmal 500 Tiere geschätzt – eine bedenklich geringe Anzahl. Deshalb wurde das Alpine Steinschaf auch von der Gesellschaft zur Erhaltung alter und gefährdeter Haustierrassen 2009 zur Rasse des Jahres auserkoren. Engagierte Schafzüchter in Bayern und Österreich versuchen, die ursprüngliche(n) Rasse(n) zu erhalten, ist das Schaf doch von großem züchterischen Wert und gehört zur Kulturlandschaft des Ostalpenraums wie Gletschermann Ötzi. Ein weiteres Argument für Feinschmecker mag das fettarme und sehr wohlschmeckende Fleisch der Jungtiere sein. Auch versuchen einige Züchter die Vermarktung von Wolle voranzubringen. Mit Jacken, Mützen, Handschuhen und Socken vom Steinschaf kommt man warm und kuschelig durch den härtesten Winter. Das Alpine Steinschaf macht es uns schon seit langer Zeit vor.

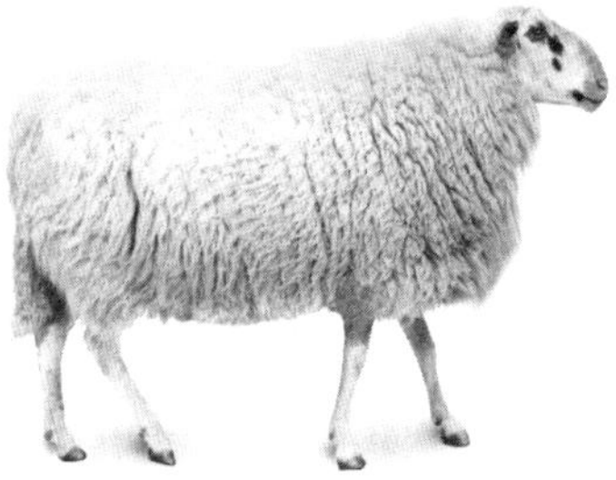

Bentheimer Landschaf

Moor und Heide sind sein Zuhause

Das Bentheimer Landschaf ist das größte unter den deutschen Moor- und Heideschafen. Die Muttertiere werden bei einem Gewicht von 60 Kilogramm bis zu 70 Zentimeter groß, die Böcke haben bei einem Gewicht von 80 bis 90 Kilogramm eine Widerristhöhe von stattlichen 75 Zentimetern. Das hornlose Schaf hat einen eleganten, schmalen und langen Kopf und ist bis zur Schwanzspitze mit schöner weißer Wolle bedeckt. Auf Kopf, Ohren und Beinen zeichnen sich unregelmäßige dunkelbraune Flecken ab.

Entstanden ist die Rasse aus heimischen Heide- und holländischen Drenthe-Schafen, und sie gilt als ebenso anspruchslos wie die Heidschnucke, nur liefert sie an Wolle (circa 4 Kilogramm im Jahr) und Fleisch mehr Ertrag. Seinen Namen hat das Schaf der Grafschaft Bentheim im Weser-Emsland zu verdanken. 1918 wird das ruhige, entspannt wirkende Tier zum ersten Mal schriftlich mit seinem Namen erwähnt. Seit 1934 wird das Schaf gezielt gezüchtet. Zählte man in den 1940er-Jahren noch 15.000 Tiere, so gab es in den 70er-Jahren nur noch 50 Zuchttiere. Zum Vergleich: Gibt es von einem Haus- oder Nutztier weltweit weniger als 7.500 Zuchttiere, gilt es als im Bestand gefährdet.

Frisches Blut

Da die Rasse kurz vor dem Aussterben stand und dringend frisches »Blut« gebraucht wurde, kam die französische Rasse »Cuasses du Lot« und hier besonders der Bock »Didier« zum Deckeinsatz. Seine Einkreuzung führte zu einer deutlichen Zunahme von Muskelmasse beim Bentheimer Schaf, zu feinerem Wollvlies und zu einer zehnprozentigen französischen Blutlinie.

Mittlerweile erholen sich die Bestände langsam, es wird der alten robusten Landrasse wieder etwas mehr Aufmerksamkeit geschenkt. Die meisten der heute rund 3.000 Landschafe weiden in ihrer Heimat Bentheim und im Emsland, aber auch im hohen Norden erfreuen sich Hobbyzüchter zunehmend an dem Schaf.

Wo Moor und Heide, da ist das Bentheimer Landschaf zu Hause. Überzeugt es doch durch Genügsamkeit, gute Muttereigenschaften – die Mütter gebären zahlreich und leicht –, durch einen ausgeprägten Herdentrieb – das Schaf braucht wie wir Menschen Gesellschaft –, harte Klauen (für schwieriges Gelände) und nicht zuletzt durch die sehr gute Fleischqualität. Die hochbeinigen Schafe sind hervorragende Wanderer und legen mühelos zehn Kilometer am Tag zurück. Ein traditionelles Landschaf für den Landschaftsschutz – ideal für die Wanderschäferei – und mit einer Fleischqualität für Feinschmecker. Gute Gründe also, um aus einer nach wie vor gefährdeten Schafrasse eine weithin geschätzte zu machen.

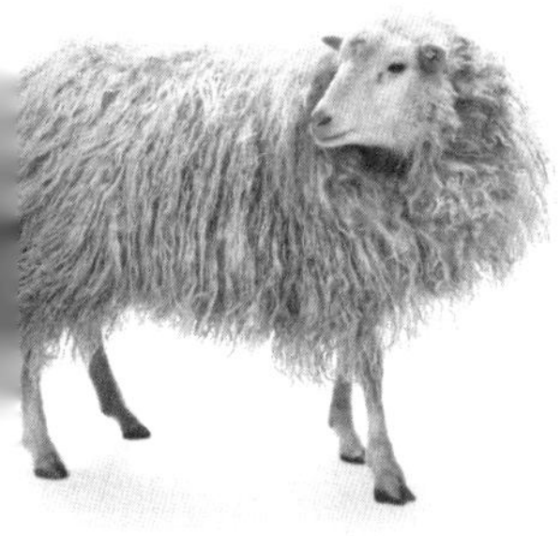

Diepholzer Moorschnucke

Grazile Niedersächsin ohne Allüren

Schnucken sind mit die ältesten Schafrassen in Nord- und Mitteleuropa. Zu ihnen gehören die weiße und die graue gehörnte Heidschnucke sowie die weiße hornlose Heidschnucke. Die weiße hornlose Heidschnucke hat ihr Stammgebiet im Städtedreieck zwischen Hannover, Osnabrück und Bremen. In den weitläufigen Flächen der Diepholzer Moorniederung hat sich der daher auch Diepholzer Moorschnucke genannte Landschaftspfleger optimal an die wenig komfortablen Verhältnisse angepasst. Das über 100.000 Hektar große, von Hochmooren durchzogene Gebiet lässt den feingliedrigen Tieren mit den harten Klauen den Auslauf, den sie brauchen. Die Diepholzer Moorschnucke zeigt sich auf ihre Art erkenntlich und bewahrt die teilweise geschützte Kulturlandschaft durch ihr anspruchsloses Fressverhalten vor der Verbuschung, was wiederum der Artenvielfalt dient.

Die ausgesprochen genügsamen Tiere sind wie geschaffen für karge Böden, Moor- und Heideflächen. Noch Anfang des 19. Jahrhunderts prägten überwiegend graue Heidschnucken die Moor- und Heidelandschaften des Nordens, auch wenn es vereinzelt weiße Exemplare gab. Ab Mitte des 19. Jahrhunderts begann man, weiße Exemplare mit und ohne Horn zu züchten. Ab circa 1920 galten die weißen hornlosen Moorschnucken als eigenständige Gruppe. In den 40er-Jahren war die Rasse besonders in den Geest- und Moorgebieten weit verbreitet. Man zählte über 100.000 weiße Schnucken, mit und ohne Horn. In der jüngeren Vergangenheit nahm die Zahl deutlich ab, so sehr, dass sie auf der Roten Liste der vom Aussterben bedrohten Nutztierrassen standen. Heute hat sich die Population etwas erholt, es gibt bundesweit wieder ungefähr 3.000 Tiere. Vor allem in Niedersachsen durchwandern die weißen Schnucken wieder die Heidelandschaften, ihre ursprüngliche Kulturlandschaft, an die sie sich so hervorragend angepasst haben.

Aushängeschild der Region

Dabei hat das kleinwüchsige, mischwollige Landschaf mit dem feinen Unter- und dem langen Deckhaar viele Vorzüge. Die kleine Schnucke mit dem länglichen Kopf und den schräg aufwärts stehenden Ohren ist im Gelände wendig und trittsicher, robust und anspruchslos. Im Gegensatz zu vielen neueren Zuchtrassen ist sie auch nicht anfällig für das oftmals kühle und feuchte Klima ihrer Ursprungsregion, Schnee und Regen machen ihr nichts aus. Die kleine Rasse – Böcke erreichen rund

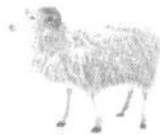

55 Zentimeter Schulterhöhe bei etwa 65 Kilogramm Gewicht, die Mütter etwas weniger – wird auch heute noch in Hütehaltung, also vorwiegend traditionell, gehalten. Diese Form wird dem Charakter der agilen Moorschnucke am besten gerecht, denn sie ist lebhaft und hat einen ausgeprägten Bewegungsdrang. Genau die richtigen Eigenschaften für morastiges Naturschutzgelände, Moor- und Feuchtgebiete. Dort ernährt sie sich überwiegend von Heidekraut, Moorgräsern, Kräutern und jungen Birken. Auf »fetten« Rinderweiden fühlt sie sich gar nicht wohl. Die hornlose Schnucke braucht die Vielfalt der feinen Gräser und Kräuter der Moorgebiete, die ihrem gut marmorierten Fleisch einen kräftigen, wildartigen Geschmack verleihen. Das Fleisch ist zudem dunkler als bei anderen Schafrassen, jedoch relativ mager. Durch ein steigendes Interesse an regionalen, ökologisch einwandfreien Lebensmitteln ist die Nachfrage nach dem Fleisch der Diepholzer Moorschnucke in den letzten Jahren gestiegen. Mittlerweile kümmert sich eine Arbeitsgemeinschaft um den Verkauf und die Vermarktung, und das mit Erfolg: Die Europäische Union hat die Diepholzer Moorschnucke als geschützte Ursprungsbezeichnung anerkannt. So wird eine kleine Schnucke zum Aushängeschild einer ganzen Region.

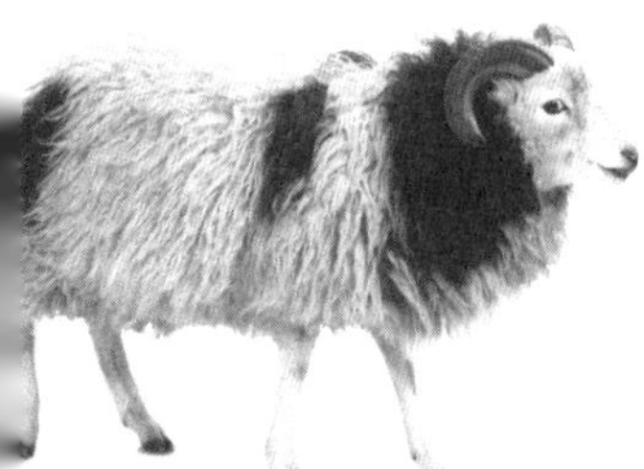

Jakobschaf

Schaf aus der Bibel

Bei dem Jakobschaf handelt es sich um eine uralte Rasse, die vermutlich aus dem Heiligen Land stammt und bereits in der Bibel erwähnt wird. Namensgeber ist Jakob, der im 1. Buch Mose aus der Herde Labans (seines Schwiegervaters) als Entlohnung die hübsch gefleckten Tiere bekommt. Bereits vor 4.000 Jahren soll es in China und Persien Schafe gegeben haben, die dem heutigen Jakobschaf ähneln. Später sind die Jakobschafe mit den arabischen Eroberern über Nordafrika nach Spanien gekommen. Da sie sehr genügsam sind, wurden sie auch auf den Schiffen der spanischen Armada als lebender Proviant gehalten. Bei deren Untergang vor der britischen Küste konnten sich zahlreiche Tiere an Land retten. Die Engländer waren tief beeindruckt von dem selbstbewussten Auftreten der robusten Schafe. Allein die zwei bis vier (!) Hörner der Tiere verleihen ihnen ein imposantes Aussehen. Es gibt sogar Tiere mit sechs Hörnern, während einige wenige gar keine Hörner haben. Im Konkurrenzkampf der Böcke kann auch schon mal ein Horn abbrechen. Auf zahlreichen englischen Gemälden des 18. Jahrhunderts ist das seinerzeit hoch geschätzte Jakobschaf abgebildet. Die Lords hielten die weißen, mal braun, mal schwarz gefleckten kleineren Schafe in ihren Parks. 1969 wurde sogar eine Gesellschaft, die »Jacob Sheep Society«, zur Erhaltung und Rettung der biblischen Schafrasse gegründet. Die war auch nötig geworden, um die Rasse zu bewahren. Moderne Schafrassen hatten nämlich mehr Fleisch zu bieten. Heute wird das Schaf der Bibel überwiegend für die Beweidung von Naturschutzflächen eingesetzt. Die gute Wollqualität wird von Kennern geschätzt. Weltweit leben noch einige Tausend Jakobschafe, die meisten in England, einige Hundert in Deutschland. Auch in vielen europäischen Tierparks ist das Schaf anzutreffen.

Mageres Futter, mageres Fleisch

Das Fell des Jakobschafs ist weiß mit braunen oder schwarzen Flecken. Die Wolle ist sehr gut zum Spinnen geeignet, auch zum Färben und Filzen. Die kleinen bis mittelgroßen Schafe werden im Durchschnitt 70 bis 80 Zentimeter groß, wiegen 40 bis 60 Kilo – Böcke zwischen 50 und 80 Kilo – und werden bis zu 15 Jahre alt. Die weiblichen Schafe haben einen ausgeprägten Mutterinstinkt und kümmern sich liebevoll um ihre Lämmer.

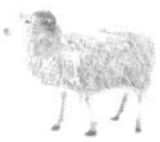

Das Jakobschaf hat Jahrtausende überlebt, weil es widerstandsfähig, genügsam und anpassungsfähig ist, dabei aufmerksam und selbstbewusst. Wie bei allen alten, robusten Landschaftsrassen ist das Fleisch eher mager – was am kargen Futter liegt, bevorzugt Gräser, Kräuter, Blätter, Knospen und Triebe. Durch die leichte Wildnote ist es dennoch sehr schmackhaft. Sind die Weidegründe hingegen zu »fett«, neigt die biblische Rasse wie wir Menschen zur »Verfettung«. Da ihr »wirtschaftlicher Wert« aber eher gering ist, lässt man die gefleckten Schafe des Jakob bevorzugt auf kargen und ungespritzten Böden weiden. Unter kulinarischen Gesichtspunkten ein Vorteil: Ob Rücken, Keule oder Schulter – wer einmal das Glück hatte, einen Braten vom Jakobschaf zu kosten, wird verstehen, warum das Tier schon zu biblischen Zeiten hoch geschätzt wurde. Schon aus historischen Gründen sollten wir das imposante Horntier aus dem Heiligen Land schätzen, schützen und bewahren.

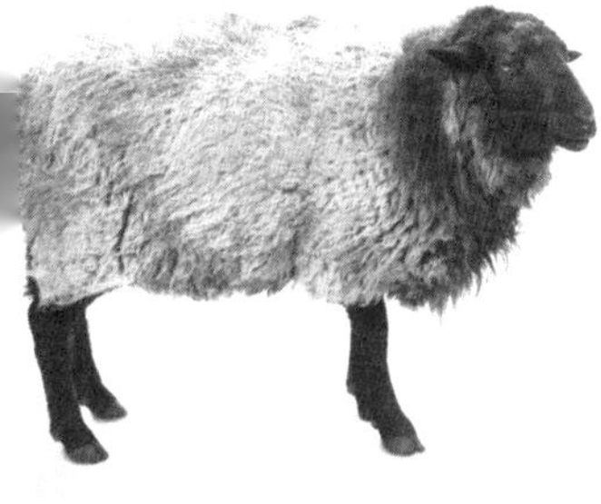

Rauwolliges Pommersches Landschaf

Rauer, robuster Ostseebewohner

Schon im 13. Jahrhundert weidete das Rauwollige Pommersche Landschaf in Schlesien. Von dort breitete es sich nach Polen, Preußen und Mecklenburg aus. In Pommern war es über lange Zeit das beliebteste Schaf. Vor allem weil es allen widrigen Witterungen wie Regen, Nässe und kaltem Wind trotzte und seine grobe Wolle für warme Kleidung gut geeignet war. Das hornlose, mittelgroße Schaf mit dem schmalen Körper und den typischen langen, leicht hängenden Ohren wehrte erfolgreich alle Kreuzungsversuche mit anderen Schafrassen ab, die auf feinere Wolle und mehr Fleisch abzielten. Das graue bis blaugraue Pommernschaf blieb, wie es war. Die kleinbäuerlichen Schafhalter an der Ostsee hatten damit auch lange keine Probleme, denn das Pommernschaf ist genügsam, für die Haltung in kleinen Gruppen gut geeignet und an das raue Ostseeklima angepasst. Die Natur war mit dem Schaf im Reinen, aber der Mensch irgendwann nicht mehr. Der Trend zu mehr Fleisch auf den Rippen und immer feinerer Wolle (die Wolle des Merinoschafs brachte viermal so viel Geld) machte das Pommernschaf unpopulär. Von einst 210.000 (im Jahr 1912) auf 46 Mutterschafe (im Jahr 1982) sank die Population in Deutschland. Die UNO setzte die alte Landrasse auf die Rote Liste der vom Aussterben bedrohten Haustierrassen. Zum Glück nahmen sich engagierte Züchter in den 80er- und 90er-Jahren des Schafs an und sicherten den Fortbestand der Rasse. Heute genießt das Rauwollige Pommersche Landschaf wieder große Wertschätzung, besonders bei Haltern mit kleinen Beständen, bei denen der kulinarische Genuss, die Wollqualität und die Robustheit der Tiere im Vordergrund stehen.

Bundesweit soll es wieder einige Tausend geben. An der Ostsee sind sie vor allem als Landschaftspfleger im Einsatz, gelegentlich sieht man auch einige Exemplare mit Wanderschäfern durch die Lande ziehen.

Fleisch und Wolle von bester Qualität

Das Fleisch ist gesund, weil relativ mager, enthält viele B-Vitamine und Mineralstoffe wie Natrium, Kalium, Calcium und Eisen. Der durchschnittliche Cholesteringehalt ist vergleichbar mit Rindfleisch oder Geflügel.

Kulinarisch ist das Pommernschaf eine Offenbarung: Es ist grobfaseriger und magerer als die handelsüblichen Fleischschafrassen, dabei mild und zart, aromatisch und saftig und verfügt über eine leichte Wildnote. Am besten schmeckt das Fleisch von sechs bis neun Monate alten Lämmern.

Wer auf das Fleisch verzichten möchte, kann sich an einem wärmenden Kleidungsstück aus der in sämtlichen Grautönen existierenden Wolle erfreuen. Von Hell- bis Schwarzgrau ist alles vertreten. Zwischen drei und fünf Kilo Wolle gibt ein Pommersches Landschaf im Jahr. Seine Wolle ist nicht so fein wie die von Merinoschafen, dafür dringen aber auch keine Regentropfen ein, sie perlen am mischwolligen Schaf einfach ab. Das Vlies enthält kurze, mittellange und lange Haare, es hat sich dem rauen Ostseeklima optimal angepasst. Dadurch wird der Träger der Wolle entweder gewärmt oder gekühlt, je nach Jahreszeit und Erfordernis. Auf jeden Fall ist man immer gut geschützt. Dies gilt sowohl für die Rauwolligen Landschafe als auch für uns Menschen.

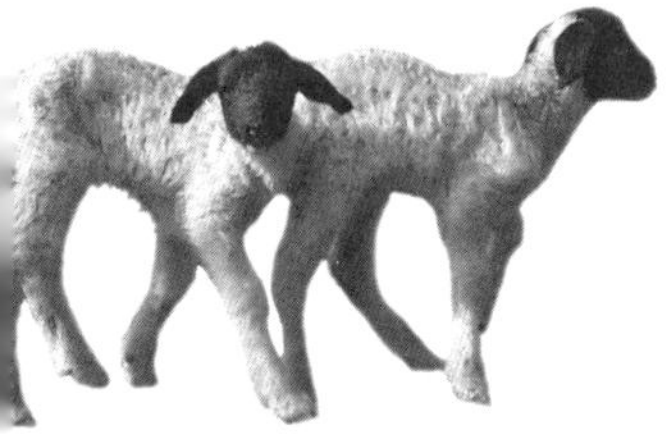

Rhönschaf

Dauerläufer für Napoleon

Das Rhönschaf ist der Dauerbrenner unter den Schafen, und das gleich in zweifacher Hinsicht: Zum einen sind die mittelgroßen Bergspezialisten seit Jahrhunderten in ihrer namensgebenden Region, der Rhön, angesiedelt. Schon Ende des 16. Jahrhunderts wird das Schaf mit seiner typischen Farbgebung beschrieben, die es in ganz Mitteleuropa einzigartig macht: ein schwarzer, hornloser Kopf mit weißer Wolle und ebenfalls weiße Beine. Jede andere europäische Schafrasse hat an Kopf und Beinen dieselbe Färbung, ganz gleich, ob schwarz oder weiß, braun oder gescheckt.

Die Rhön lag damals weitgehend abseits von den großen Handelswegen, die Haltung der Schafe wurde nur regional betrieben. So kann man davon ausgehen, dass die Rasse auch in den Jahrhunderten zuvor vor äußeren Einflüssen geschützt gediehen ist. Und daran sollte sich auch nichts ändern. Versuche, Merinos und englische Fleischschafe einzuzüchten, schlugen fehl. Zwar verbesserte sich die Qualität der Wolle, und die Fleischmenge wurde größer, doch das Rhönschaf verlor seine herausragenden Eigenschaften: Angepasst an die regionalen Gegebenheiten der rauen, bergigen Landschaft mit viel Regen, häufigem Nebel sowie niedrigen Temperaturen und stetigem Wind, war das Rhönschaf über die Zeit robust und genügsam geworden. Die weiten Märsche von den Siedlungen auf die bis zu 1.000 Meter hoch gelegenen Weidegründe konnten den widerstandsfähigen Tieren genauso wenig anhaben wie das wenig gehaltvolle Futter der kargen Vulkangebirgslandschaft. Und daran hat sich bis heute nichts geändert.

Die Rhönschafe legten erhebliche Strecken zurück. Nicht nur in ihrem angestammten Gebiet, von den weidearmen Tälern auf die besser bewachsenen Höhen, sondern auch weit über die Grenze der Rhön hinaus. Schon immer wegen seines geschmacklich ausgezeichneten, besonders zarten Fleisches hoch geschätzt, florierte besonders der Handel mit Frankreich. Das fein von Fett durchwachsene Fleisch hat durch die kräuterreiche Ernährung auf den weiten Rhönwiesen einen wildähnlichen Geschmack, der sich angenehm vom prägnanten Schafgeschmack anderer Rassen absetzt.

Königliches Schaf

Bekannt unter dem Begriff »mouton de la reine« (königliches Schaf), war das Fleisch aus der Rhön im Frankreich des 19. Jahrhunderts hoch geschätzt. Nachdem Napoleon Bonaparte beim Rückmarsch nach Frankreich das zarte Fleisch des Rhönschafs serviert worden war, veranlasste er den Import der Tiere nach Frankreich. Zu Hochzeiten wanderten von da an bis zu 100.000 Schafe die knapp 1.000 Kilometer über Würzburg und Straßburg in die Gourmethauptstadt Paris.

Das Symboltier des von der UNESCO anerkannten Biosphärenreservats Rhön konnte den wirtschaftlichen Erfolg dennoch

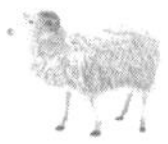

nicht über die Zeit retten. Seit Mitte des 19. Jahrhunderts stiegen die Wollimporte aus Übersee, die Bestände sanken infolgedessen beträchtlich. Die Einfuhrbeschränkungen von Schaffleisch nach Frankreich im Jahr 1878 verschlechterten die wirtschaftliche Situation des Rhönschafs zusätzlich.

Schon in den 50er-Jahren war die Anzahl der fruchtbaren Tiere mit dem prägnant schmalen Kopf auf 30.000 zurückgegangen. In der Rhön, nach der deutschen Teilung Grenzgebiet, gab es 1975 im Westen nur noch 300 Tiere. Die um die 75 Zentimeter hohen und rund 100 Kilo schweren Böcke und die etwa 20 Kilo leichteren und nur geringfügig kleineren Mutterschafe hatten es im sozialistischen Nachbarland auch nicht leichter, die staatlich verordneten Zuchtmaßnahmen schenkten den traditionsreichen Landschaftspflegern keine Beachtung. Heute steht die seltene Rasse auf der Roten Liste der Gesellschaft zur Erhaltung alter und gefährdeter Haustierrassen, und auch Slow Food hat sie in seine »Arche des guten Geschmacks« aufgenommen.

Durch eine Koalition aus Traditionalisten, Liebhabern, Naturfreunden und Feinschmeckern erhält das Rhönschaf in den letzten Jahren endlich wieder ein wenig mehr Aufmerksamkeit. 6.000 Schafe ziehen nun wieder mit ihren Schäfern durch die Mittelgebirgslandschaft, als Aushängeschild und als lebendes Kulturgut der Region. Am schwarzen Kopf und an den weißen Beinen sind die Maskottchen der Rhön gut zu erkennen.

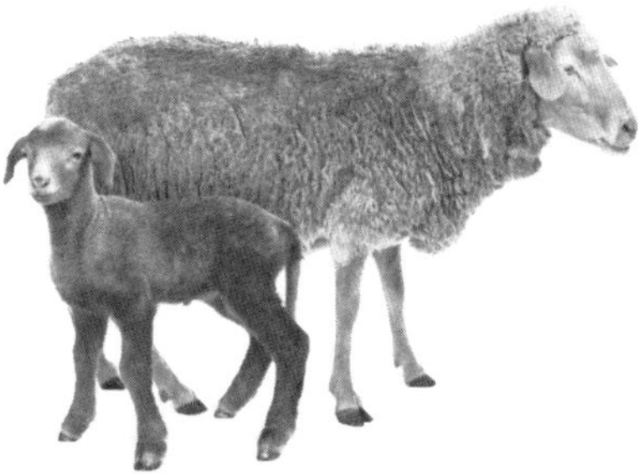

Rotkopfschaf

Wanderer der Pyrenäen

90 Prozent der von uns verzehrten tierischen Nahrungsmittel – vom Rind bis zum Federvieh – stammen von nur noch rund 15 Nutztierrassen. Statt Vielfalt herrscht Einfalt im ländlichen Raum und auf unseren Tellern. Dabei sind die modernen Hochleistungsrassen so empfindlich, dass sie meist nur noch unter zumindest diskussionswürdigen Umständen im Stall gehalten werden können. Derweil stirbt jeden Monat eine alte, robuste Landrasse aus. Wir nehmen davon kaum Notiz. So erging es fast auch dem Rotkopfschaf oder auch Rouge du Roussillon. Es wurde ursprünglich als Wanderschaf in den französischen Pyrenäen gehalten. Im Sommer 1979 war die letzte große Herde dieser alten Bergrasse auf dem Weg zum Schlachthof nach Perpigan – wie schon viele Berufsgenossen vor ihm gab der alte Bergbauer Marty Sauveur seinen Hof auf. Als Tier- und Naturschützer aus Frankreich, Österreich und Deutschland davon Wind bekamen, retteten sie die Rotkopfschafe im letzten Moment vor der Schlachtbank und die Rasse damit vor dem Aussterben. Seitdem wird versucht, die alte Landrasse zu erhalten. Besonders im Nürnberger Tiergarten und im schleswig-holsteinischen Warder kümmert man sich liebevoll um die Nachzucht. Mit circa zehn Böcken und 50 Mutterschafen ist die Zukunft der widerstandsfähigen Wanderschafe aber noch lange nicht gesichert.

Dabei ist das Rotkopfschaf besonders widerstands- und leistungsfähig. Hohe oder niedrige Temperaturen und ein karges Futterangebot machen dem Schaf aus der Gruppe der Fuchsschafe nichts aus. Am liebsten ist es ganzjährig im Freien. In den Pyrenäen wurde das Rouge du Roussillon regelmäßig gemolken, und aus der Milch stellte man einen wundervollen Weichkäse her. Aber auch das Fleisch und die Wolle waren sehr beliebt. Im 17. und 18. Jahrhundert importierten zahlreiche deutsche Fürstentümer die Pyrenäenschafe wegen der Wolle, die der feinen, teuren Merinowolle fast gleichwertig ist.

Leichtfüßig durch die Natur

Der Kopf und die Beine dieser leichtfüßigen, mittelgroßen Schafe können, müssen aber nicht, vollständig rötlich braun sein – daher auch ihr Name. Die Ohren hängen, hübsch anzuschauen, leicht nach vorne.

Da die alte Pyrenäenrasse hervorragend für die Beweidung von Naturschutzgebieten geeignet ist, um sie vor Verbuschung und Erosion zu bewahren, besteht noch Hoffnung, dass das Rotkopfschaf wieder mehr Verbreitung findet.

In Deutschland ist das Rotkopfschaf nur noch im Berliner Zoo, im schleswig-holsteinischen Nutztierpark Arche Warder und im Nürnberger Tiergarten zu bewundern. Der Tiergarten hat für ein Beweidungsprojekt einige seiner Tiere zur Verfügung gestellt, da durch ihr selektives Fressverhalten seltene Pflanzen- und Tierarten im Rednitztal gefördert werden. Eine Schäferin kümmert sich liebevoll um die kleine Herde. Wie fast alle alten Nutz- und Haustierrassen ist auch das Pyrenäenschaf weit weniger krankheitsanfällig, anpassungsfähiger und genetisch »breiter« aufgestellt als die hoch spezialisierten »modernen« Rassen.

Ein ausreichender Grund, das Rotkopfschaf zu erhalten und langfristig auch in seiner alten Heimat wieder anzusiedeln.

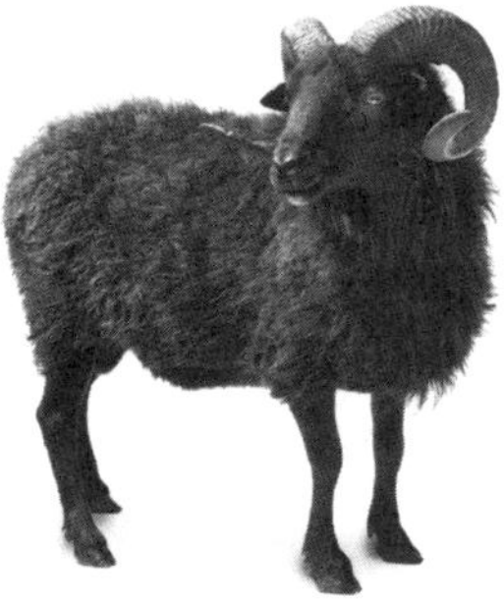

Skudde

Ein historisches Landschaf

Die kleinste deutsche Schafrasse – die Skudde – ist sehr alt und gehört zu den kurzschwänzigen nordischen Heideschafen. Fasern aus Skuddewolle, die in Grabstätten in der Nähe der Wikingersiedlung Haithabu in Schleswig-Holstein gefunden wurden, ließen vermuten, dass die Rasse bereits vor 2.000 Jahren als Nutztiere gehalten wurde. Von hier, nehmen Wissenschaftler an, haben sich die Skudden über den gesamten nordeuropäischen Kontinent, von den Shetlandinseln bis ins Baltikum, verbreitet. Neuere Untersuchungen konnten hingegen keinen Nachweis erbringen, dass die Skudde ein altes »Wikingerschaf« ist. Fest steht, dass die zierliche Skudde das Landschaf Ostpreußens war, besonders Masurens. Denn vor allem im ehemaligen Ostpreußen prägte das äußerst robuste, an raue Umgebungen anpassungsfähige Schaf über Jahrhunderte das Landschaftsbild. Dass es in extensiver Haltung auf nährstoffarmen Böden sehr gut gedeiht und sich dabei schmackhaftes, wildbretartiges Fleisch anfuttert, machte es bei Großgrundbesitzern sowie bei Kleinbauern und Tagelöhnern beliebt. Mit der Einführung neuer Leistungsrassen wurde die Skudde immer mehr zum Schaf »der kleinen Leute«. Sie kommt übrigens in den Farben Weiß, Schwarz, gelegentlich auch Braun oder Grau vor. Der Versuch, sie durch Kreuzung zu »veredeln«, scheiterte, da es kaum Nachwuchs gab.

Seit 1945 gilt die Skudde in ihrem Heimatland als ausgestorben und wird in Deutschland auf der Roten Liste der gefährdeten Nutztierrassen geführt. Das liegt zum einen an ihrer rauen Mischwolle, die nicht mehr den heutigen Ansprüchen der Textilindustrie entspricht – den Tieren aber einen hervorragenden

Allwetterschutz garantiert – und an ihrem geringen Gewicht: Selbst große Böcke wiegen gerade mal ein Drittel dessen, was herkömmliche Fleischschafrassen auf die Waage bringen: um die 50 Kilogramm. Die kleine deutsche Skuddenzucht (einige Hundert Tiere) geht im Wesentlichen auf die wenigen Tiere zurück, die 1941 vom Münchner Zoo erworben worden waren und die von dort den Weg in andere Tiergärten und später zu Einzelzüchtern fanden.

Ein Rudel Wild

Das besondere Kennzeichen des an jungsteinzeitliche Schafe erinnernden Tieres ist das große, schneckenartig gewundene Gehörn des Bocks. Beeindruckend! Lässt man Skudden, wie sie früher gehalten wurden, ungestört auf großen, vielfältig bewachsenen Naturflächen weiden, so werden sie im Verhalten einem Rudel Wild immer ähnlicher. Skudden sind von Natur aus scheu, sehr lebhaft und äußerst aufmerksam. Stampfen und fauchen sie, sollte man einen großen Bogen um sie machen. Auch menschliche Berührungen mögen sie nicht. Wegen ihrer Anspruchslosigkeit sind sie allerdings hervorragende Landschaftspfleger. Als lebendes Kulturgut sollte man die alte Landschaftsrasse also hegen und pflegen. Einige Tiere weiden heute im Wikingermuseum Haithabu. Ob nun direkter oder indirekter Nachfahre des Wikingerschafs – eine Bereicherung für das Freilichtmuseum und seine Besucher und eine Maßnahme zum Erhalt des wertvollen Genpools sind sie allemal. Aber wird das ausreichen, der Skudde dauerhaft das Überleben zu sichern?

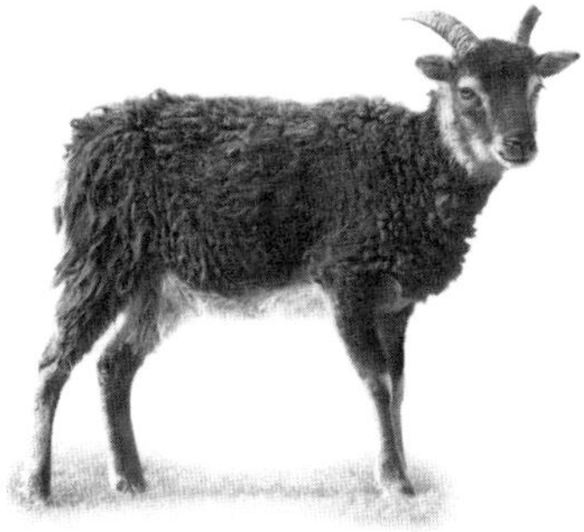

Soayschaf

Urtümlicher Schotte aus der Bronzezeit

Das Soayschaf ist die wohl ursprünglichste noch lebende Schafrasse in Europa. Die zähen, kleinen Schafe sind direkte Nachfahren der wild lebenden asiatischen Mufflons – der Urahnen aller Schafrassen. Von ihnen haben sie noch viele urtümliche Eigenschaften behalten, zum Beispiel bei Gefahr einen Warnpfiff durch die Nase abzugeben. Anhand von Knochenvergleichen konnte man feststellen, dass sich das Soayschaf kaum von seinen Verwandten aus der Bronzezeit unterscheidet.

Das Schaf stammt von der Soayinsel, die zu den St.-Kilda-Inseln gehört, einer Inselgruppe im Nordwesten von Schottland. Wie es dahin kam, weiß bis heute keiner. Die wilden Schafe lebten hier jahrhundertelang weitgehend sich selbst überlassen und kamen nie mit anderen Rassen und kaum mit Menschen in Berührung. Alten Berichten zufolge lebten 1698 ungefähr 500 Soayschafe auf der westlich der Hebriden gelegenen Insel. 1931 kaufte der Marquise of Bute die unbewohnte Inselgruppe und setzte 100 Schafe auf der benachbarten Insel Hirta aus, um die Population zu vergrößern. Inzwischen leben ungefähr 1.500 Schafe auf einigen der Inseln vor der schottischen Küste, in Tierparks in Großbritannien und auf dem europäischen Festland sowie bei einigen Dutzend Züchtern mit einigen Hundert Muttertieren in Deutschland. Passend zum Alter des Schafs, werden zwei kleine Herden im Tiroler Steinzeitmuseum Ötzi-Dorf in Umhausen und auf dem Gelände des Wikingermuseums Haithabu in Schleswig-Holstein gehalten.

Auf der Flucht

Soayschafe werden niemals richtig zahm, sie lassen sich auch nicht von Hütehunden lenken. Sobald sie eine mögliche Gefahr wittern, flüchten sie. Das kleine, bräunliche Schaf wirft im Frühjahr seine dichte Winterwolle ab, sodass man sie nicht zu scheren braucht. Ein ausgewachsenes Schaf wiegt ungefähr 25, der Widder um die 40 Kilo. Die imposanten Hörner des Bocks sind kreisförmig nach außen gedreht – sie sehen wie Schnecken aus – und werden etwa 50 Zentimeter lang. Die Hörner des Weibchens gehen leicht sichelförmig nach hinten auseinander und sind knapp 20 Zentimeter lang. Aus der Ferne betrachtet, könnte man sie für Ziegen halten.

Das robuste und anspruchslose Urschaf ist hervorragend zur Landschaftspflege geeignet. Das Fleisch des Soayschafs gilt als Delikatesse. Wer wissen möchte, wie Schafe in den frühen Zeiten des Neolithikums aussahen, also vor ungefähr 5.000 Jahren, der braucht nur eine Herde Soayschafe zu betrachten. Die vielen privaten Züchter und Halter stehen dafür ein: Das historisch lebendige Kultur- und Gengut muss uns und unseren Kindern unbedingt erhalten bleiben!

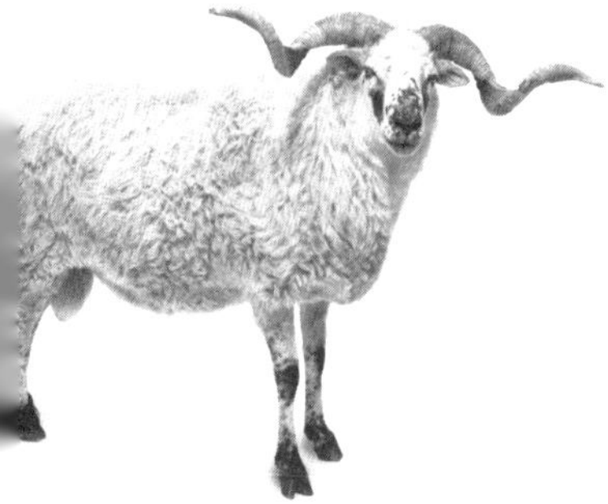

Walachenschaf

Temperamentvoll, aber scheu

Das Walachenschaf steht ganz oben auf der Roten Liste der Gesellschaft zur Erhaltung alter und gefährdeter Haustierrassen. Die letzten 100 reinrassigen Exemplare der kleinrahmigen, feingliedrigen Schafe, die ursprünglich aus der Slowakei und Tschechien stammen, weiden in Deutschland. In den Ursprungsländern sind nur noch 100 nicht reinrassige Tiere bekannt.

Das Walachenschaf kam mit rumänischen Hirten im Zuge der sogenannten Walachenkolonisation vom 13. bis zum 16. Jahrhundert aus den Karpaten in die Slowakei. Seit Urzeiten züchteten die Walachen Schafe. In seiner Region über Jahrhunderte isoliert, entwickelte sich das temperamentvolle und scheue, wachsame und robuste Schaf zu einer eigenständigen Rasse, die bis in die Mitte des 20. Jahrhunderts in Tschechien, der Slowakei und Südpolen sehr beliebt war. Es lieferte Milch, die zu Schafskäse verarbeitet, und Wolle, die zu Teppichen verwebt wurde. Dabei war es sehr genügsam und kam mit dem kargen Futterangebot und dem rauen Klima bestens zurecht. Sein ausgeprägtes Fluchtverhalten sicherte sein Überleben, näherte sich ein Wolf, verschwand das Walachenschaf rechtzeitig. Aber mit Beginn der Planwirtschaft und der zunehmenden Einkreuzung von Milch- und Fleischschafen wurde das ursprüngliche Walachenschaf immer mehr aus dem Landschaftsbild verdrängt. Nur wenige Exemplare haben in der Hohen Tatra die zentral gesteuerte Planwirtschaft überlebt und fanden dank einiger engagierter Züchter in Deutschland eine neue Heimat.

Spezialist für raue Standorte

Das äußerst genügsame, urwüchsige Schaf ist weiß mit schwarzen Pigmentflecken im Gesicht. Jedes Tier ist im Gesicht anders gezeichnet. Der Bock (75 Zentimeter Schulterhöhe, 70 Kilogramm schwer) hat zwei imposante, schwungvoll und spiralig gewundene Hörner von einem halben Meter Länge, die Muttertiere (65 Zentimeter Schulterhöhe, 45 Kilogramm schwer) haben nur zwei kleine Hörner oder sind hornlos. In ihrer Heimat wurden sie früher vor allem gemolken, aber auch das Fleisch und die Wolle wurden geschätzt und genutzt. Somit brachten sie ihren Besitzern gleich dreifach Nutzen. Ihre Robustheit macht sie für die ganzjährige Beweidung und Pflege von Naturschutzflächen interessant. Sie sind Spezialisten für

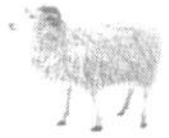

extrem magere und raue Standorte. Trittschäden sind bei den leichtgewichtigen Tieren sehr gering. Vielleicht sichern diese Vorzüge den letzten Walachenschafen das Überleben und eine neue, bessere Zukunft.

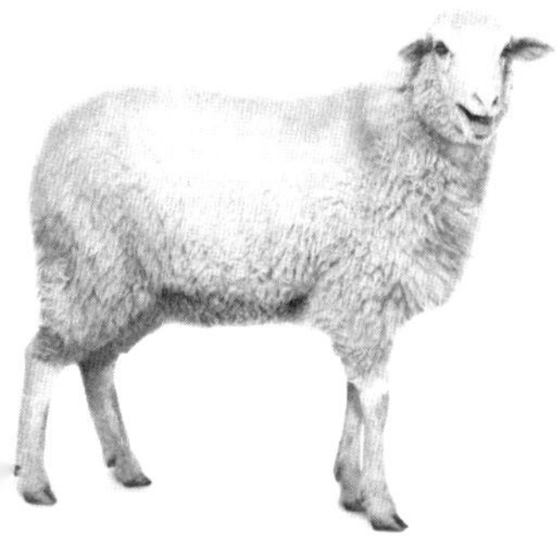

Waldschaf

Uriger Berg- und Waldbewohner

Der Urahn unserer Hausschafe ist der asiatische Mufflon. Daraus sind schon vor vielen tausend Jahren Schafrassen entstanden, die im nahen Zusammenleben mit den Menschen als domestizierte Tiere vielfältigen Ertrag brachten. Zu Beginn war vor allem das Fleisch das wichtigste Produkt, das zum Lebensunterhalt beitrug. Später kam die Nutzung der Wolle hinzu. Heute kommen Schafe auch als Landschaftspfleger zum Einsatz und erfüllen wichtige Aufgaben im Natur- und Küstenschutz, denn sie sind anspruchslos, halten die Vegetation kurz und treten die Deiche fest.

Eine sehr selten gewordene uralte Schafrasse ist das aus dem Alpenraum stammende Waldschaf. Es soll vom mittlerweile ausgestorbenen Zaupelschaf abstammen, das mit den Indogermanen zu uns kam und selbst auf das jungsteinzeitliche Torfschaf (4000 vor Christus) zurückzuführen ist.

In den Bergen Bayerns und Österreichs war das robuste, kleine bis mittelgroße mischwollige Landschaf lange Zeit sehr beliebt, denn es konnte von den Bergbauern gleich »dreifach« genutzt werden – für Milch, Wolle und Fleisch. Das vorwiegend weiße Schaf – mal mit, mal ohne Horn – hat sich in seiner langen Entwicklungsgeschichte den rauen Mittelgebirgslagen des Bayerischen Waldes, des Böhmerwaldes und des Mühl- und Waldviertels gut angepasst. Die feinen Wollfasern schützen das Schaf optimal vor Hitze und Kälte. Es ist genügsam, wetterfest, gesellig und hat ein ruhiges Gemüt. Am wohlsten fühlt sich das Waldschaf in der Gruppe. Widder werden circa 65 bis 70 Zentimeter groß und erreichen ein Gewicht von 55 bis 80 Kilogramm. Weibliche Tiere sind mit einer Höhe von 60 Zentimetern und einem Gewicht von 35 bis 60 Kilo kleiner und leichter. Auch wegen seiner Fruchtbarkeit und der leichten Geburten (es lammt zweimal jährlich) war das Waldschaf bei den Bergbauern beliebt.

Existenzkampf

Seitdem die Selbstversorgung auch auf dem Lande kaum mehr eine Rolle spielt und man bei Schafen auf moderne Rassen setzt – entweder wegen feinerer Wolle oder größerer Fleischmengen –, begann der Niedergang der einst geschätzten Rasse. 1976 wurden nur noch circa 200 Mutterschafe gezählt. Seit der Gründung einer Arbeitsgemeinschaft zur Erhaltung der Waldschafe (1990) hat sich der Bestand in Deutschland und Österreich wieder leicht erholt. Es dürfte heute wieder etwas mehr als 1.000 Zuchtexemplare geben, das Tier ist aber dennoch in seinem Bestand stark gefährdet. Für die Vielfalt unser Welt und die der Schafe ist das Überleben des Waldschafs wichtig. Nicht nur weil das Schaf als treuer Begleiter am Beginn unserer Zivilisation und Sesshaftwerdung steht, wir sprachlich ein »Schäferstündchen« halten und dabei allesamt »lammfromm« sind, sondern weil mit und im Waldschaf auch das Zaupelschaf fortlebt, ein typisches Schaf des Mittelalters. Als »Zaupel« bezeichnete man ursprünglich eine läufige Hündin und im Altbayerischen ein »lockeres, liederliches Mädchen«. Hohe Fruchtbarkeit wurde mit den Begriffen assoziiert. Wir sollten »unsere (Wald)Schäfchen« also »ins Trockene« bringen – doch erst die Zukunft wird zeigen, ob diese schöne alte Rasse mit den waagerecht abstehenden Ohren (keine Schlappohren!) uns erhalten bleibt.

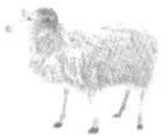

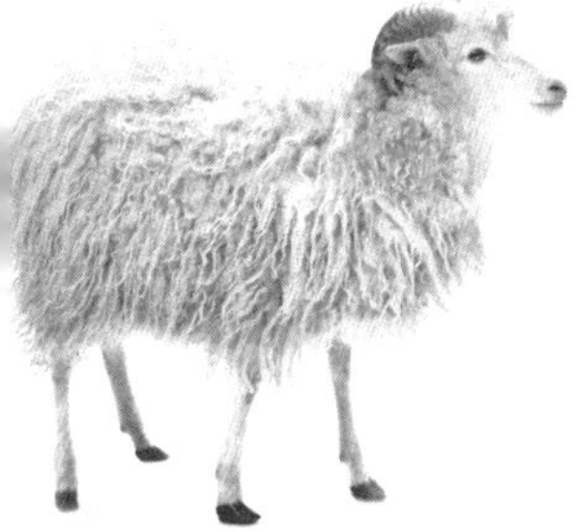

Weisse Gehörnte Heidschnucke

Wolllieferant mit Hang zu Heide und Moor

Die Weiße Gehörnte Heidschnucke stand und steht ein wenig im Schatten anderer Schafrassen. Sie gehört zusammen mit der Weißen Hornlosen und der Grauen Gehörnten Heidschnucke zur Rassegruppe der Schnucken. Das sind kleine, leichte Landschafe, die besonders gut an das karge Leben in Heide und Moor angepasst sind, die sehr robust sind und voller Energie stecken.

Die Weiße Gehörnte Heidschnucke stammt wie ihre Grauen und Hornlosen Verwandten aus den moorigen Gebieten Niedersachsens, genauer: dem Weser-Ems-Gebiet. Auch heute noch bildet die Region um Cloppenburg das hauptsächliche Zuchtgebiet, aber auch in Ostfriesland und Schleswig-Holstein hat die Heidschnucke Lebensräume. Die Schnucken zählen zu den ältesten Schafrassen Mitteleuropas und wurden über lange Zeit weder getrennt betrachtet noch züchterisch »bearbeitet«. Einzelne weiße Exemplare kamen hin und wieder vor, die grauen Tiere überwogen jedoch. Erst in den 1920er-Jahren wurden die hübschen Tiere mit den harten Klauen und dem weichen Charakter gezielt gezüchtet, zuerst nur nach Farbe, später wurde auch auf Gewicht mehr Wert gelegt. Die Unterscheidung zwischen Hornlosen und Gehörnten Weißen Heidschnucken begann erst in den 50er-Jahren des vorigen Jahrhunderts, genau wie die Festlegung der Zuchtziele.

Die Weiße Gehörnte Heidschnucke zeichnet sich als gute Mutter aus und kümmert sich intensiv um ihren Nachwuchs. Die Lämmer kommen nach fünfmonatiger Tragezeit schwarz zur Welt und bleiben es auch bis zur ersten Schur, erst danach zeigt sich die weiße Färbung. Mindestens 100 Tage werden sie gestillt und haben genug Zeit, sich zu entwickeln – im Vergleich zu den heutigen Wirtschaftsrassen eine Ewigkeit. Doch die natürliche Entwicklung zahlt sich aus, die Weiße Gehörnte Heidschnucke erreicht ein vergleichsweise hohes Alter von 15 Jahren.

Ihre geringere wirtschaftliche Nutzbarkeit und der fortschreitende Rückgang der Heide- und Moorflächen zugunsten trockengelegter landwirtschaftlicher Flächen bedrohen die zartgliedrigen Überlebenskünstler in ihrer Existenz: Sie gelten als zu klein (ein Schaf wird 50 Zentimeter, ein Bock 60 Zentimeter hoch), lassen sich nicht mästen, und Nachwuchs kommt saisonal, also nur einmal im Jahr.

Doch die Lieferanten der langhaarigen, hübschen und sehr gut wärmenden Wolle haben ihre Nische abseits der landwirtschaftlichen Massentierhaltung gefunden. Als Landschaftspfleger der geschützten Moor- und Heideflächen ihrer Heimat bewähren sie sich ausgezeichnet, ohne ihr anspruchsloses Fressverhalten wären viele wertvolle Biotope der Verbuschung zum Opfer gefallen.

Mit Hörnern, aber friedlich

Die Weiße Gehörnte Heidschnucke erkennt man am langen, keilförmigen Kopf und den schneckenförmigen Hörnern der Böcke sowie den sichelförmig nach hinten gebogenen Hörnern der weiblichen Tiere. Neben der Beweidung von kargen Böden und Heideflächen und der wärmenden Wolle spielt natürlich das Fleisch der Schnucke für viele Menschen eine wichtige Rolle. Und ihr Fleisch ist eine Delikatesse: aromatisch und zart, mit kurzen Fleischfasern. Durch die extensive Haltung (meist auf Naturschutzflächen) mit entsprechend vielfältigem Futterangebot erhält es einen feinen, wildähnlichen Geschmack. Braten aus Rücken und Keule machen jeden Feinschmecker glücklich. Im Jahr 2011 wurden allerdings nur noch 700 Heidschnucken gezählt, so gelten sie in ihrem Bestand als extrem gefährdet und stehen auf der Roten Liste der Gesellschaft zur Erhaltung alter und gefährdeter Haustierrassen. Die

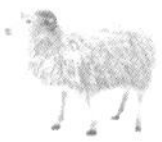

Weiße Gehörnte Heidschnucke wird uns mit ihrem Einsatz für den Naturschutz und ihrem schmackhaften Fleisch hoffentlich noch lange erhalten bleiben. Denn was wäre die Heide ohne ihre Schnucken?

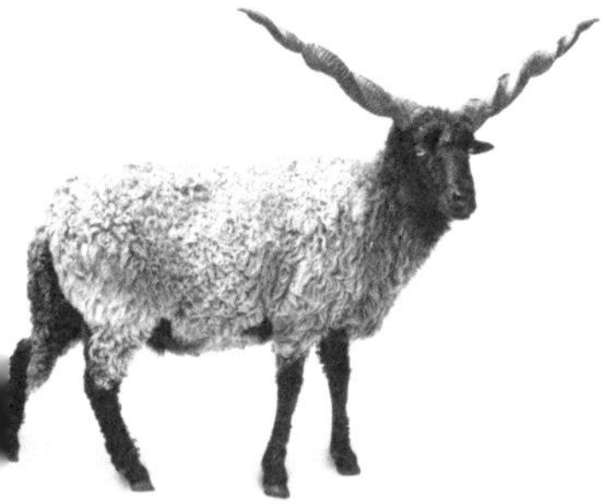

Zackelschaf

Mit Zottelhaar durch die Steppe

Das Zackelschaf gibt es wahrscheinlich schon seit mehreren Tausend Jahren, einige Experten nehmen sogar an, seit 5.000. Sein Vorfahre ist der Urial, ein Wildschaf aus Südwestasien. Es zählt jedenfalls zu den ursprünglichsten noch lebenden Hausschafrassen. Belegt ist die Existenz des Zackelschafs in der Zeit der Landnahme durch die Magyaren. Die finnougrischen Scharen siedelten ursprünglich in den Steppen zwischen Wolga und Ural und gingen um etwa 500 nach Christus auf Wanderschaft. Sie zogen an die nördlichen Ausläufer des Kaukasus und von dort in die Ukraine. Nach glücklosen Kriegen zogen sie nach Mitteleuropa weiter und gelangten über die Karpaten in die ungarische Tiefebene. Dort ließen sie sich 896 unter ihrem Führer Arpád nieder und begannen eine Reihe von Raubzügen, die sie bis nach Konstantinopel und Frankreich führten. Auf ihren Wanderzügen brachten sie Pferde, Rinder und das Zackelschaf aus den östlichen Steppengebieten mit, das sich in Ungarn gleich wohlfühlte. Nach der Niederlage in der Schlacht am Lechfeld 955 wurden die rastlosen Magyaren zu sesshaften Viehzüchtern. Während des gesamten Mittelalters und bis circa 1800 war das Zackelschaf die verbreitetste Rasse in Ungarn, die sich über Jahrhunderte ohne Einfluss durch andere Schafrassen vermehren konnte. Nach dem Zweiten Weltkrieg schrumpfte der Bestand, wie bei so vielen alten Nutztierrassen, auf einige Hundert Tiere zusammen.

Immer auf der Hut

Die kleinen, extrem zähen Tiere wurden in Herden auf offener Steppe gehalten und von Hirten gehütet. Wegen ihrer Robustheit waren sie für die Region ideal geeignet. Sonne, Hitze, Regen, Schnee, Sandstürme – alles kein Problem für die kleinen weißen, schwarzen, manchmal ins Rötliche tendierenden Schafe mit dem Zottelhaar (mischwollig) und der kecken Stirnlocke. Die charakteristische Hornform – die imposanten Hörner gleichen einer langen Schraube – wurde den Tieren erst später angezüchtet, im 16. Jahrhundert wird sie aber schon schriftlich erwähnt.

Das Zackelschaf gibt gute Milch und herzhaftes Fleisch. Die grobe Wolle hat schon früher die Hirten und Bauern vor Kälte und Nässe geschützt. Sie trugen den Schafspelz bei trockenem Wetter mit der Fellseite nach innen und bei Schnee und Regen nach außen. Jahrhundertelang gab es zwischen Ungarn und den angrenzenden Ländern einen regen Handel mit Zackelschafen und Schafshäuten. Im Jahr 1737 wurden sage und schreibe 124.000 Tiere exportiert. Aber in der zweiten Hälfte des 19. Jahrhunderts war die Wolle den Menschen nicht mehr fein genug. Das Merinoschaf kam in Mode, das Zackelschaf war »altmodisch« geworden.

Die Tiere sind – gemessen an heutigen modernen Hochleistungsrassen – nicht besonders wirtschaftlich, und leicht zu halten sind sie auch nicht, denn sie sind flink und beweglich und neigen bei kleinsten Störungen zu Fluchtverhalten. Aber für eine der ältesten noch lebenden Schafrassen sollte sich doch irgendwo noch ausreichend Weideplatz finden lassen. In der Puszta sieht man sie gelegentlich wie einst durch die Steppe ziehen. Und auch in Deutschland sind sie bei Hobbyzüchtern und in Tierparks mittlerweile heimisch geworden.

Stolz wie Oskar

Kapriziöses Tier mit Kultstatus

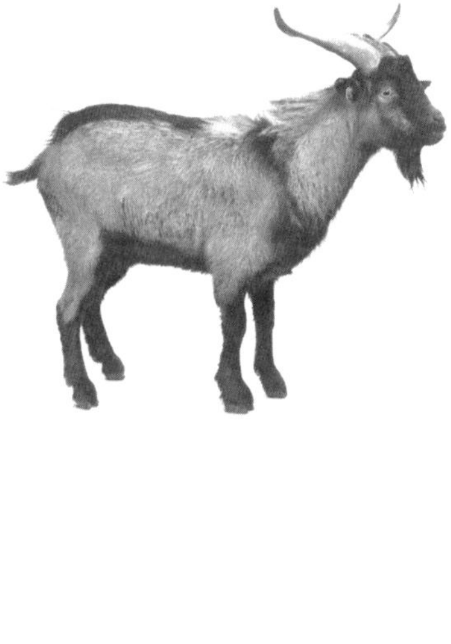

Ein Ziegenbock steht stolz wie Oskar auf einem großen Stein mitten auf der Weide und beobachtet seine Umgebung neugierig. Als er herabsteigt, um sich mit einem anderen Bock zu messen, erklimmt eine andere Ziege den Stein und genießt die Aussicht. Stundenlang könnte man dem munteren Treiben auf einer Ziegenkoppel zusehen. Die Tiere verhalten sich so, wie man sich seine Mitmenschen wünschen würde: neugierig und intelligent, leichtfüßig, elegant und kapriziös; dabei im Gelände anpassungsfähig und, was das Futter betrifft, genügsam. Gräser, Kräuter, gelegentlich ein paar Laubblätter reichen der Ziege. Gründe, warum sie vor allem im Mittelmeerraum Kultstatus genießt. Aber auch in Deutschland ist die »Kuh des armen Mannes« auf dem besten Weg, die Herzen der Menschen zu erobern.

Treue Begleiter des Menschen

Ziegen zählen zu den ältesten Haustieren überhaupt. Ihre Geschichte ist annähernd so alt wie die des Menschen. Seit circa 11.000 Jahren dient die Hausziege dem Menschen als Lieferantin von Fleisch, feinem Leder und Milch. Schon die alten Römer schätzten die besonderen Eigenschaften der Ziegenmilch. Während weltweit rund 700 Millionen Ziegen leben, die meisten im Mittelmeerraum und im Orient, werden in Deutschland rund 120.000 Mutterziegen auf der Weide und im Stall gehalten, mit leicht steigender Tendenz. Besonders die gesunde Milch der Ziegen hat es vielen angetan, denn sie ist sehr gut verträglich, auch für (Kuhmilch-)Allergiker geeignet und enthält weniger Milchzucker als Kuhmilch, dafür etwas mehr Fett und Vitamine. Der aus der Milch gewonnene Käse ist in der Regel ein reines Saisonprodukt, da im Winter die Milch für die Aufzucht des Nachwuchses benötigt wird. Ab April steht dann wieder ausreichend Milch für den leckeren Ziegenkäse zur Verfügung. Gourmets schätzen ihn wegen seines subtil-feinen, würzigen Geschmacks. Das Fleisch von jungen Ziegen unter einem Jahr (Zicklein) gilt in den mediterranen Ländern als Delikatesse.

Die Hausziegen stammen von Wildziegen der Gattung Capra ab. Vermutlich gehen Ziegen insgesamt auf die beiden Stammformen Bezoarziege (Südwestasien) und Kaukasischer Steinbock (Kaukasus) zurück. Die ersten Hausziegen wurden hauptsächlich zur Fleischerzeugung genutzt, die Milchnutzung kam erst später hinzu.

Dank der langen gemeinsamen Geschichte von Mensch und Ziege hört sie wie kein anderes Nutztier auf ihren Bezugsmenschen. Ähnlich wie beim Hund hat sich bei der Ziege ein Verständnis gegenüber menschlichen Befindlichkeiten und Signalen herausgebildet. Äußerst faszinierend: Ziegen hören auf ihren Namen und befolgen Kommandos – dabei sind sie sehr individuelle und ichbezogene Tiere. Wie in jeder Beziehung können diese Eigenschaften einen zur Verzweiflung treiben, aber auch für ganz besondere Momente sorgen. Vielleicht kommen Ziegen und Menschen deshalb so gut klar?

In einer Herde hat die Leitziege das Sagen. Hält sie ein Mittagsschläfchen, hält ihre Stellvertreterin die Stellung. Nicht körperliche Überlegenheit macht sie zur Chefin der Herde, sondern Intelligenz und Gewieftheit. Die Böcke spielen daher, außer während der Paarungszeit, keine große Rolle.

Wer kennt nicht das Schimpfwort »dumme Ziege«. Wer es benutzt, sollte den Gebrauch überdenken. Ziegen sind schön, neugierig, einfallsreich, intelligent und immer für einen Spaß zu haben. Einige Leute auf dem Land halten sie gar als Freizeitpartner und Haustier, wogegen nichts einzuwenden ist, wenn die Haltung artgerecht verläuft. Ob man die Ziege nun als Haus- oder Nutztier hält, ist einerlei, solange sie ihre Instinkte und Neigungen ausleben kann. Fest steht: Ohne ihre Domestikation und die Annäherung von Mensch und Ziege wäre die Geschichte der Menschheit anders verlaufen – und zwar ärmer!

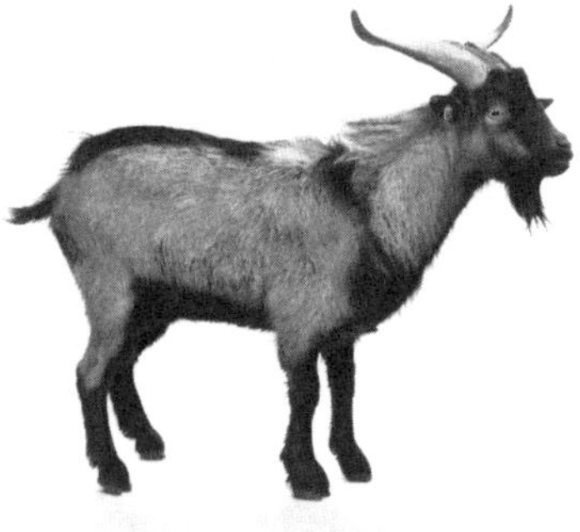

Juan-Fernández-Ziege

Misstrauischer Einsiedler

Nicht nur der Milch wegen galt die genügsame Ziege lange Zeit als »Kuh des kleinen Mannes«. Besonders in Gebirgsregionen und anderen wenig fruchtbaren Gebieten ist das »kleine Tier« – das bedeutet der germanische Wortstamm – bis heute eine beliebte Alternative zu Rind und Schwein.

Als der schottische Seemann Alexander Selkirk, Vorbild für den Romanhelden Robinson Crusoe, im Jahr 1704 auf einer unbewohnten Insel 600 Kilometer vor der chilenischen Küste ausgesetzt wurde, hatte er Glück im Unglück: Auf dem felsigen Eiland kletterten kleine braune Ziegen umher – die Ernährung des Mannes war damit gesichert. Der spanische Seefahrer Juan Fernández hatte dort die robusten spanischen Fleisch- und Milchziegen 1563 als lebende Nahrungsreserve für seine Mannschaft ausgesetzt – eine seinerzeit übliche Methode der Seefahrer.

Heute gibt es weltweit gerade noch etwa 3.000 dieser Juan-Fernández-Ziegen, 25 davon leben in Deutschlands nördlichstem Bundesland, in Schleswig-Holstein. Die 3.000 Ziegen, die auf der Robinson-Crusoe-Insel leben, gelten als extrem scheu, man sagt ihnen nach, schon beim Anblick von Menschen aus einem Kilometer Entfernung die Flucht zu ergreifen. Dazu haben die Kletterspezialisten auch Grund genug, da die Inselbewohner relativ wenig von Bestandsschutz halten. Sie jagen die Ziegen wegen der »Schäden«, die sie in der Natur anrichten. Den Weg nach Deutschland fand die Ziege, die durch ihre Isolation auf der Insel in Körperbau und Aussehen stark an Wildziegen erinnert, 1999 durch den Biologen Jürgen Güntherschulze. Um das Überleben der Tiere langfristig zu sichern, ließ er einige von ihnen als lebenden Genpool von der Pazifikinsel in den Tierpark Arche Warder in Schleswig-Holstein verfrachten. Hier leben sie zusammen mit 82 weiteren alten Nutztierrassen, die in ihrer Erhaltung bedroht sind.

Kletterfreudige Urziege

Die Juan-Fernández-Ziege besitzt im Gegensatz zu ihren hochgezüchteten Verwandten noch die genetische Vielfalt ihrer Urahnen. Die meist rötlich braunen Tiere mit dem markanten schwarzen Strich längs des Rückens konnten sich über Generationen ohne züchterische Einflüsse an die Gegebenheiten ihrer Heimat anpassen. Auch haben die harten Lebensbedingungen auf der Pazifikinsel die kletterfreudige Ziege gegen Wind, Regen, Sonne und karges Futter abgehärtet. Geschmacklich ist die Juan-Fernández-Ziege dennoch kaum von unseren Hausziegen zu unterscheiden, sie hat nur etwas mehr Biss. Im Vergleich zum Fleisch des verwandten Schafs ist Ziegenfleisch bei uns jedoch sehr selten auf dem Speiseplan zu finden. Was für ein Fehler. Denn besonders das junge Tier (sechs bis zwölf Monate) ist als zartköstlicher Genuss aus dem Mittelmeerraum und der Karibik bekannt und beliebt und durchaus nicht »verzickt« – das trifft eher auf das ältere männliche Tier zu, dem ein strenger Geruch und kräftiger Geschmack eigen sind. Der fehlende Absatzmarkt für Ziegenfleisch macht Deutschlands Ziegenzüchter und Landwirten, die auf Ziegenmilch setzen, das Leben schwer. Dabei schmeckt das Fleisch gut und ist auch noch gesund.

Zubereitet wird Ziegen- wie Lammfleisch. Da Ziegenfleisch magerer ist, sollte man es in jedem Fall vor dem Austrocknen schützen, zum Beispiel durch eine Marinade aus Kräutern und Öl. Auf 100 Gramm Fleisch kommen nur 7 Gramm Fett und 18 Gramm Protein. Das Fleisch ist besonders cholesterinarm und deshalb gesund, geschmacklich ohnehin ein Festessen. Wenn die Nachfrage nach Ziegenfleisch steigt, hat die Juan-Fernández-Ziege über ihr Asyl in Arche-Höfen und Tierparks hinaus vielleicht auch eine Zukunft in Deutschland. Ihre Gene sind für die

Ziegenwelt von großer Bedeutung. Je gefragter eine alte Rasse beim Verbraucher ist, umso weniger ist sie letztlich vom Aussterben bedroht. Immerhin wusste schon Robinson Crusoe, was er an der Juan-Fernández-Ziege hatte.

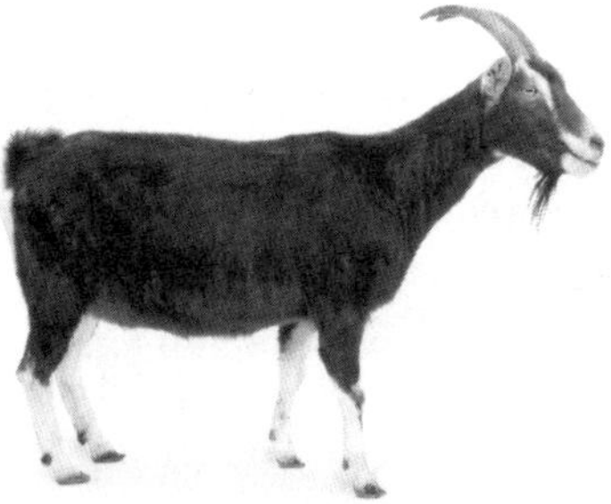

Thüringer Waldziege

Schönheit mit dem Hang zum Hang

Die Thüringer Waldziege ist in vielerlei Hinsicht eine besondere Ziege. Ihre Vorfahren stammen aus der östlichen Schweiz: Aus der Alpenregion Toggenburg in St. Gallen wurden die Ziegen Ende des 19. Jahrhunderts nach Thüringen gebracht und mit den dortigen Landschlägen gekreuzt. Daraus entstand im Laufe der Jahre eine eigenständige Rasse, die 1935 den Namen Thüringer Waldziege erhielt, da in Nazideutschland »Toggenburger« als Bestandteil des Namens nicht geduldet wurde. Heute ist die Thüringer Waldziege die einzige eigenständig gezüchtete, einheimische Ziegenrasse in Deutschland.

Kennzeichnend für die Thüringer Waldziege ist das kurze, glatt anliegende Fell in hell- bis dunkelbrauner Färbung. Gelegentlich kommen auch schwarze Tiere vor. Außerdem die weiße Gesichtsmaske: Zwei weiße Streifen reichen von den Ohren und seitlich der Augen hinab zum ebenfalls weiß gesäumten Maul. Auch Ohren und Unterbeine tragen einen weißen Saum.

Die mittelgroße Ziege – der Bock erreicht eine Widerristhöhe von 85 Zentimetern und bringt bis zu 85 Kilogramm auf die Waage – hat mit ihrer breiten Brust und den muskulösen Gliedmaßen im Vergleich zu anderen Ziegenrassen eine kräftige Statur. So ist sie nicht nur schön, sondern auch robust und wi-

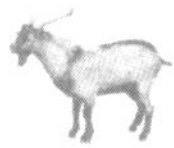

derstandsfähig. Seit über 100 Jahren hat sie sich an das oftmals raue Klima des Thüringer Waldes gewöhnt, häufiger Regen und niedrige Temperaturen machen ihr nichts aus. Die Fähigkeit, auch an den steilen Abhängen der bis zu 1.000 Meter hohen Berge in Thüringen Halt zu finden, hat sie von ihren alpenfesten Ahnen, sie klettert gern.

Landschaftsschützer mit guter Milch

Die Thüringer Waldziege zeichnet sich durch ihre gute Milchleistung von bis zu 1.000 Kilogramm pro Jahr mit einem Fettanteil von 3,5 Prozent aus und ist wegen ihres delikaten Fleisches hoch geschätzt. Sie ist besonders gut für die Freilandhaltung geeignet und dient häufig als Landschaftswahrer auf ökologisch schützenswerten Flächen. Wird sie ihren Freiheitsbedürfnissen entsprechend gehalten, ist sie außerordentlich fruchtbar und legt beste Muttereigenschaften an den Tag – selbst Drillingsgeburten sind keine Seltenheit. Galten Ziegen früher als die »Kuh des armen Mannes«, ist die Ziegenhaltung in den Jahrzehnten nach dem Krieg, seitdem der Aspekt der Selbstversorgung keine Rolle mehr spielt, stark zurückgegangen. In den 30er-Jahren gab es noch über 50.000 Waldziegen in Deutschland, die Bestände sanken aber seit der Zeit des Wirtschaftswunders stetig, und die Wiedervereinigung verringerte die Zahl nochmals. 1993 wurden nur noch 140 Tiere gezählt. Die Rasse stand kurz vor dem Aussterben. Doch die veränderten Ansprüche der Verbraucher sorgten zumindest für eine steigende Nachfrage nach Ziegenmilchprodukten. Denn Ziegenmilch ist gerade für Allergiker verträglicher als Kuhmilch. Auch der hohe Genussfaktor von Ziegenkäse weckt zunehmendes Interesse. Die Ziegenpopulation stieg wieder auf 1.000 Exemplare, verteilt auf das gesamte Bundesgebiet. Der Schwerpunkt der Zucht liegt nach wie vor in der Ursprungsregion Thüringen. Die Gründung eines bundesweiten Rassebeirats 2012 verdeutlicht die Wertschätzung, die der Thüringer Waldziege heute wieder entgegengebracht wird, und lässt auf eine über den Bestandsschutz hinausgehende Zukunft hoffen.

Ich wollt, ich wär ein Huhn

Von stolzen Hähnen und schnatternden Gänsen

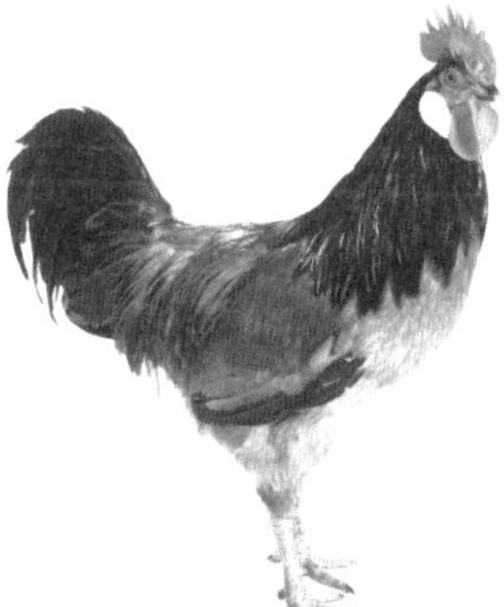

Der berühmte Koch Auguste Escoffier (1846–1935) unterschied über 300 Arten, wie ein Koch ein Huhn zubereiten kann. Ein früher Gourmetkritiker verzweifelte 1870: »Du lieber Himmel, in welcher Form kommt eigentlich das Hähnchen nicht auf die Tafel!« Wie in der heutigen Zeit war das Haushuhn *Gallus-domesticus* schon bei früheren Generationen äußerst beliebt, denn aus dem einst liebevoll hochgepäppelten, bedächtig gemästeten Geflügel – vom Huhn bis zur Gans – ließen sich herrliche Sonntagsbraten zubereiten. Dazu kamen noch die Eier und der wärmende oder zierende Federschmuck. Da Hühner einfach zu halten sind, wurden sie schon vor 5.000 Jahren domestiziert. Sie gelten damit als das älteste Hausgeflügel. Die Stammform unserer stolzen Hähne und fleißigen Hennen ist das in Südostasien beheimatete Bankivahuhn.

Ähnlich alt wie unser Haushuhn ist die Hausente. Aus dem alten Ägypten und aus Mesopotamien gibt es vereinzelt Hinweise auf Entenhaltung. Tonstatuetten von Enten aus China aus dem 3. Jahrtausend vor Christus belegen eine lange Geschichte der Entendomestikation im »Reich der Mitte«. Die Stockente gilt dabei als Stammform aller noch lebenden Hausentenrassen.

Die ältesten Nachweise für die Domestikation der Gans reichen immerhin in die Zeit des alten Ägyptens zurück. Die Graugans ist die Urmutter aller Gänserassen, mit Ausnahme der Höckergans, sie stammt als Einzige von der in Ostasien verbreiteten Schwanengans ab. Einer überlieferten Geschichte zufolge verrieten am 11. November (am Martinstag) im Jahre 371 schnatternde Gänse den heiligen Martin, der sich in ihrem Stall versteckt hatte, um dem Bischofsamt zu entgehen. Der ehemalige Soldat des römischen Kaisers sollte Bischof von Tours werden. Eine eher unglaubwürdige Geschichte. Die wahrscheinlichere Erklärung für die traditionelle »Martinsgans« ist, dass am Martinstag, der das Ende des Erntejahres markiert, die Bauern ihren »Zehnten« an die Lehnsherren entrichten mussten, und zwar meistens als Naturalabgabe, wozu seit dem 13. Jahrhundert (bevorzugt) Gänse zählten. Bis heute steht die Weihnachtsgans bei uns Deutschen hoch im Kurs. Tatsächlich gehört die Gans zu den wenigen kulinarischen Errungenschaften der Germanen, die nicht auf den Einfluss anderer Völker zurückzuführen sind. Jedenfalls haben die Römer überliefert, dass die Germanen (und Gallier) eine besondere Vorliebe für die gemästete Gans entwickelten. Ins Reich der Legende gehört dagegen die Behauptung der Römer, dass die Germanen vor allem Gänse verzehrten, weil diese durch ihr Geschnatter den Angriff auf das römische Kapitol im Jahre 390 vor Christus verraten hatten. Wie dem auch sei: Wer Gänse sein Eigen nennen konnte, hatte immer ausreichend Fleisch und Schmalz im Haus, konnte sich weich auf Daunen betten und die Kiele als Schreibgeräte teuer verkaufen. Außerdem ersetzte das Schnattervieh einen Wachhund.

Erst wesentlich später traten die Puten bei uns in Erscheinung. Die Domestikation der Truthühner erfolgte in den indianischen Kulturen Mittel- und Nordamerikas. Bald nach der Entdeckung Amerikas durch spanische Seefahrer am Ende des 15. Jahrhunderts gelangten die ersten Tiere nach Europa. Frei lebende Truthühner kommen heute noch in Pennsylvania (USA) und bis zu den bewaldeten Hochebenen Südmexikos vor.

Vom geachteten Begleiter zur Industrieware

Geflügel, besonders das Huhn, war lange Zeit ein geachteter Begleiter des Menschen und sein weitverbreitetes Haustier. Mit dem Kikeriki des Hahns begann der Tag. Im »Hamlet« sagt Horatio: »Der Hahn, der als Trompeter dient dem Morgen, / Erweckt mit schmetternder und heller Kehle / Den Gott des Tages.«

Die Menschen lebten mit ihrem Geflügel. Heute kommen Eier und Fleisch fast nur noch aus Massentierhaltung und die verwendeten Rassen sind nur mehr auf höchste Eier- oder Fleischleistung gezüchtet. Der Geschmack des Fleisches ist, freundlich ausgedrückt, meist neutral, gegart grobfaserig und leicht strohig, dafür sehr, sehr günstig im Einkauf. Geflügelfleisch hat seinen Wert verloren, es wird regelrecht »verramscht«. Rund 50 Millionen männliche Küken werden pro Jahr direkt nach dem Schlüpfen aussortiert und zerschreddert oder mit Kohlendioxid vergast. Kein Wunder, dass unser Geflügel unter unsäglichen Bedingungen gehalten und gemästet wird. Eine Henne wird heute nur noch 33 Tage (!) alt, ein Hahn 40. 72 Millionen Hühner werden jährlich in Deutschland gemästet, davon nur knapp 600.000 in ökologischer Haltung. Von 40 Millionen Legehennen stammen nur 3 Millionen aus ökologischer Haltung. Machen wir uns nichts vor: Die konventionelle Geflügelhaltung »moderner« Hybridrassen in »modernen« Mastfabriken ist grundsätzlich tierquälerisch. Müssen wir diese ungeheure Respektlosigkeit unserer jahrtausendealten treuen Begleiter mitmachen? Nein, müssen wir nicht. Noch gibt es Alternativen: robuste alte Rassen wie das Vorwerkhuhn, die Bronzepute, die Pommernente und die Lippegans – vitale Hähne und Hennen, die auf Weiden und Höfen frei herumlaufen und artgerecht leben können. Sie haben zwar ihren Preis, doch können wir dadurch unseren Hühnern, Enten, Gänsen und Puten ein gutes Leben ermöglichen und sie wieder wertschätzen.

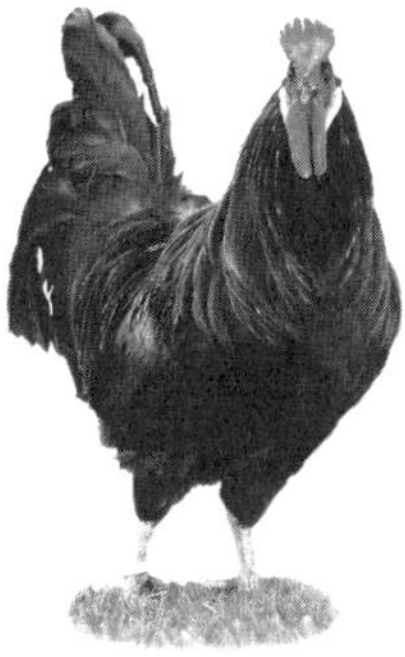

Augsburger Huhn

Urbayerische Schönheit

Die Bayern sind ein stolzes Völkchen. Sie sind stolz auf ihre Heimat, ihren Freistaat, ihre Tradition und Kultur. Dazu gehört auch das Augsburger Huhn, die einzige ursprünglich bayerische Hühnerrasse. Die freiheitsliebende Schönheit unter den traditionellen Landhühnern geht auf die Züchtung von Julius Meyer zurück, der um 1870 das französische La-Flèche-Huhn mit dem italienischen Lamotta-Huhn kreuzte. Meyer lebte im seinerzeit idyllisch-dörflichen Haunstetten und benannte die neu gezüchtete Rasse nach der nahe gelegenen Stadt Augsburg. Das Ziel seiner Züchtung, die Verbindung der positiven Eigenschaften beider Rassen, ist ihm gut gelungen. Das Augsburger Huhn legt pro Jahr bis zu 180 schöne, etwa 58 Gramm schwere Eier mit weißer Schale, tiefgelbem Dotter und intensivem Geschmack. Damit steht es seinen italienischen Vorfahren in der Eierproduktion genauso wenig nach wie seinen französischen Verwandten in der Fleischqualität. Wird das Augsburger Huhn extensiv gehalten und mit regionalen Getreidesorten gefüttert, entwickelt es Fleisch in Gourmetqualität. Von etwas dunklerer Färbung und mit saftigem Biss, erinnert es geschmacklich an Wildgeflügel und ist seit Bestehen der Rasse äußerst beliebt. Für die wirtschaftliche Intensivnutzung eignet sich das eigenwillige, freiheitsliebende Federvieh jedoch nicht. Seine wenig beneidenswerten, in Massen gehaltenen Artgenossen schaffen knapp doppelt so viele Eier pro Jahr und erreichen ihre Schlachtreife nicht nach einigen Monaten, sondern schon nach knapp einem.

Charakterfestes Landhuhn mit Krone

Die Besonderheiten des Augsburger Huhns liegen nicht nur in seinem Charakter und seinen produktiven Erträgen, sondern auch in seiner hervorstechenden Optik. Das Huhn ist einfach eine Schönheit. Das schwarze, mit einem Grünglanz abgerundete Federkleid steht im besonderen Kontrast zum rubinroten Becher- oder Kronenkamm. Der prägnante Kopfbesatz zieht sich vom Schnabel hoch und teilt sich nach dem ersten oder zweiten Zacken, um sich weiter hinten zu einer Art Krone zu erheben. Vollendet wird die häufig prämierte Erscheinung durch die schlanken Kehllappen unter dem Schnabel sowie die markant kontrastierenden Ohrscheiben, die seitlich am Kopf liegen. Bis heute ist es nicht gelungen, den auffälligen Kamm fest einzuzüchten, statistisch gesehen, ist nur die Hälfte der Nachkommen mit dem typischen Kopfschmuck ausgestattet, den man als Krone bezeichnen kann.

Die bis zu 3 Kilogramm schweren Hähne und bis zu 2,5 Kilogramm schweren Hennen waren besonders in ihrer bayerisch-schwäbischen Heimat und im Schwarzwald bis in die 60er-Jahre hinein weit verbreitet. Doch die veränderten Anforderungen an die aufkommende Geflügelindustrie verdrängten das charakterfeste Landhuhn zunehmend aus den Ställen. Eine Zählung im Jahr 2005 ergab einen Bestand von nur noch rund 200 Augsburger Hühnern. So wird das Augsburger Huhn in der Kategorie I der Roten Liste der Gesellschaft zur Erhaltung alter und gefährdeter Haustierrassen geführt und gilt als extrem gefährdet. Zurzeit beläuft sich die Zahl der oftmals von Kleinbauern und Geflügelliebhabern gezüchteten Tiere auf nur noch etwa 350 Exemplare.

Daher ist das schöne Huhn seit 2011 auch Passagier auf der Arche des guten Geschmacks der Organisation Slow Food, die es sich zur Aufgabe gemacht hat, Landwirte und Verbraucher über die Vorteile der alten Rasse aufzuklären und sie wieder attraktiv zu machen sowie neue Märkte für das Huhn zu erschließen. Ihr Motto: »Esst, was ihr schützen wollt.«

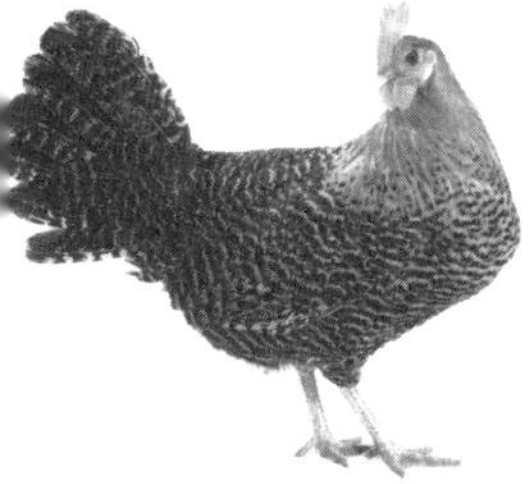

Brakel-Huhn

Veteran mit Freiheitsdrang

Das Brakel-Huhn hat eine lange Geschichte mit Höhen und Tiefen. Es gehört zu den ältesten Haushuhnrassen in Europa, seine Ahnen kamen wahrscheinlich im 16. Jahrhundert über die Türkei nach Holland und Belgien. Im östlichen Flandern, genauer: in den Dörfern Op- und Neederbrakel, wurde aus den Holländischen Campinerhühnern und Grammont das Brakel-Huhn gezüchtet. In der Region der namensgebenden Dörfer wurde das robuste Landhuhn schnell ein beliebter Bewohner auf vielen Höfen und kam im Jahr 1895 auch nach Deutschland. Der bekannte Geflügelzüchter Arthur Wulf gilt als besonderer Förderer der hübschen Vögel mit dem markanten Schwanz.

Das Brakel-Huhn ist im Gegensatz zu vielen Artgenossen gut flugfähig und bewegt sich ausgesprochen gerne. Es ist besonders für die Haltung im freien Gelände geeignet und sucht sich seine Nahrung überwiegend selbst: Würmer, Insekten, Samenkörner und Grünfutter stehen weit oben auf der Speisekarte, ein Zufüttern ist kaum nötig. In seiner Heimat wird das Huhn wegen seines starken Triebs zum Scharren gerne als Kompostbereiter eingesetzt. Haben sich die Hühner erst an den Menschen gewöhnt, werden sie recht zutraulich, doch ihr Freiheitsdrang bleibt stark, richtig zahm werden sie nie.

Obwohl das Brakel-Huhn zu den schlanken Landhuhnrassen gehört, wirkt es durch seine wohlgeformte, stark gewölbte Brust recht wuchtig. Hähne erreichen bis zu 2,7 Kilogramm Gewicht, die Hennen bis zu 2,2 Kilogramm. Ursprünglich zeichnete sich das hübsche Federvieh mit den dunkel pigmentierten Augen durch ein breites Farbspektrum aus, heute sind hauptsächlich die silbernen und goldenen Einschläge verbreitet. Die blauen, weißen, schwarzen und weiß geblümten Typen sind zwar bekannt, doch sowohl in Belgien als auch in Deutschland eher eine Rarität. Die Hennen legen bis zu 180 weißschalige, wohlschmeckende Eier im Jahr, ihr Bruttrieb ist allerdings nur gering ausgeprägt. Züchter wissen sich aber mit Brutkästen und »Leihmüttern« anderer Rassen gut zu helfen.

Belgisches Delikatesshuhn

Das Fleisch des Huhns ist nicht nur in seiner Ursprungsheimat als Delikatesse bekannt: Wohlschmeckend und besonders zart, eignet es sich als Braten und Bestandteil anderer Rezepte für die ganze Familie. In Deutschland bildeten sich Anfang des vergangenen Jahrhunderts die ersten Zuchtvereine des Brakel-Huhns, die Population wurde durch die zwei Weltkriege jedoch arg dezimiert, und die wetterfeste und widerstandsfähige Rasse geriet zunehmend in Vergessenheit. Das Aufkommen der Massentierhaltung und die zunehmende Ausrichtung auf Hochleistungsrassen trug entscheidend zum Niedergang der agilen Vögel bei. Die Rasse wäre beinahe ausgestorben, hätten sich nicht einige Hühnerfreunde in Belgien der traditionsreichen Rasse angenommen und 1971 einen Sonderverein zu seiner Rettung gegründet. Durch intensive Zuchtbemühungen gelang es ihnen, den Bestand zu erhalten und auszubauen. Eine große Leistung bei damals gerade mal fünf überlebenden Brakel-Hühnern.

Heute gibt es in Belgien, Holland und Deutschland circa 100 Züchter, die sich um den Fortbestand des Veteranen kümmern. Die Rasse ist aber nach wie vor in ihrem Bestand gefährdet, auch wenn man vorsichtig optimistisch in die Zukunft des Brakel-Huhns blicken darf.

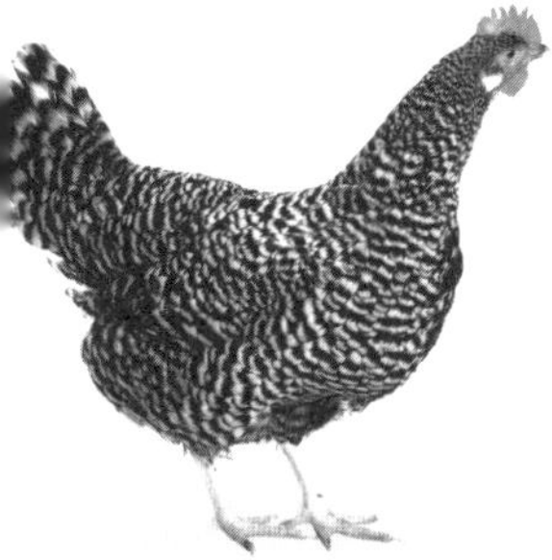

Deutscher Sperber

Ein wahrer Europäer

Der französische König Heinrich IV. (1553–1610) ging als guter Monarch in die Geschichte ein, weil er seinen Untertanen jeden Sonntag ein Huhn im Topf gewünscht hatte. Das zarte junge Huhn oder der fette Kapaun (ein kastrierter Hahn) waren über Jahrhunderte bei Jung und Alt, Arm und Reich ein beliebter Sonntagsbraten. Besonders der Hahn, Herr der Hennen und König auf dem Misthaufen, war Symbol für Fruchtbarkeit und Wachstum. Stand die Ernte bevor, wurde in vielen Teilen Europas ein Hahn geopfert. Nach der Ernte wurde üppig geschmaust, Huhn und Hahn durften auf der Festtafel nicht fehlen. Auch in die Hochzeitssuppe gehörte ein anständiges Suppenhuhn. Bis heute hält sich diese Tradition vor allem in vielen ländlichen Regionen Deutschlands. Eine kräftige Hühnerbrühe ist immer noch die beste Medizin bei Erkältungen.

Doch vorbei sind die Zeiten, in denen man aus einem Huhn eine anständige Suppe kochen konnte, sei es zum Hochzeitsfest oder zur Stärkung eines Kranken. Aus den heute vorherrschenden mageren Hybridrassen lässt sich keine wohlschmeckende Suppe mehr zubereiten. Kein Fettauge schwimmt auf der Suppe, sie schmeckt fad und schlaff. Doch es gibt Alternativen wie den Deutschen Sperber, der wegen des ähnlich gescheckten Brustmusters nach dem gleichnamigen Greifvogel benannt ist. Wie viele andere alte Landrassen ist auch er vom Aussterben bedroht. Die Gesellschaft zur Erhaltung alter und gefährdeter Haustierrassen stuft ihn in der Kategorie II ihrer Roten Liste ein – stark gefährdet. Bei einer Bestandsaufnahme wurden gerade noch 103 Hähne und 423 Hennen gezählt. Dabei gehörte das um 1900 von Otto Trieloff in Duisburg gezüchtete widerstandsfähige Landhuhn jahrzehntelang zu den beliebtesten Haushühnern, zumindest im Rheinland und Thüringen. Die Ahnen des Deutschen Sperbers sind zahlreich, aus einer bunten Mischung sollte ein wirtschaftlich ertragreiches Tier mit guter Legeleistung und ansprechendem Gewicht werden. Das Ziel erreichte Otto Trieloff fraglos, die Grundlage waren gesperberte Plymouth Rock, gesperberte Italiener, graue Schotten, gesperberte Bergische Schlotterkämme und schwarze Minorkas. Nach einer ersten öffentlichen Ausstellung des Huhns im Jahr 1903 gewann das mittelschwere Landhuhn mit seinen vielfältigen europäischen Wurzeln schnell zahlreiche Fürsprecher, 1907 wurde der erste Sonderverein gegründet, allerdings noch unter dem Namen gesperberter Minorka. Die Umbenennung in Deutscher Sperber erfolgte im Jahr 1917.

Lebhafte, zeitlose Schönheit

Das Huhn ist eine zeitlose Schönheit, sehr lebhaft und recht zutraulich. Der kräftige Hahn wird bis zu 3 Kilogramm schwer, die Henne bis zu 2,5 Kilogramm. Sie legt fleißig 180 Eier im Jahr, nur ihr Bruttrieb ist nicht besonders ausgeprägt, sie ist halt gerne unterwegs, um die Umgebung zu erkunden. Hahn und Henne sind schwarz-weiß gefiedert, ihr Fleisch ist delikat: weiß in der Färbung, feinfaserig im Biss und absolut wohlschmeckend.

Eine Hühnersuppe vom Sperber-Huhn schmeckt noch wie zu Großmutters Zeiten – fett und gehaltvoll. Kranken gibt sie Kraft zur Genesung, frisch Vermählten Kraft für das Abenteuer Ehe. Genug Gründe also, um den Deutschen Sperbern wieder mehr Beachtung zu schenken.

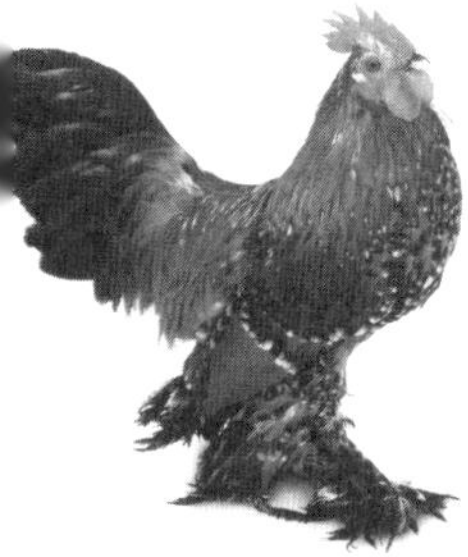

Federfüssiges Zwerghuhn

Uralte Gartenzwerghühner

Hühnerhalten macht Spaß. Wenn der Hahn über den Hof stolziert und fröhlich kräht, die Hennen am Boden scharren und ihre Eier legen – wenn man sein eigenes kleines Hühnervolk hält –, dann hat das nicht nur unter kulinarischen Aspekten etwas Reizvolles. Bei Hobbyhühnerhaltern besonders beliebt sind Zwerghuhnrassen. Man braucht weniger Platz und Futter, die Tiere sind zierlich, nett anzuschauen und können sehr anhänglich sein. Fast wie Familienmitglieder.

Zu den ältesten und früher am weitesten verbreiteten Zwerghühnerrassen gehört das Federfüßige Zwerghuhn. Bereits um Christi Geburt herum werden Zwerghühner mit gefiederten Beinen beschrieben. Auf dem Bild eines holländischen Malers von 1639 sind zwei hellbunte Zwerghühner mit Fußbefiederung zu sehen, und J. M. Blechstein erwähnt um 1763 federfüßige Zwerghühner in Deutschland. Über Jahrhunderte gehörten sie zum Alltagsbild auf dem Lande. Man machte kein besonderes Aufheben um sie, sie liefen einfach mit den großen Hühnern mit. Von einigen Zeitgenossen wurden sie als »Gartenzwerghühner« belächelt. Es waren die Engländer, die ihre besondere Schönheit erkannten und sich ab Mitte des 19. Jahrhunderts der systematischen Zucht der kleinen Hühner widmeten.

Die Liebe der Engländer für schönes Geflügel schwappte auch nach Deutschland herüber. Nachdem die Tiere erstmals 1886 von Hugo du Roi auf einer Rassegeflügelschau gezeigt worden waren, wurden sie auch hierzulande schnell zu einem begehrten und beliebten Zuchtobjekt. 1911 wurde in Chemnitz ein eigener Zuchtverein für das Federfüßige Zwerghuhn gegründet. Lange war das Huhn unter seinem Beinamen »Mille Fleur«

bekannt – zu Deutsch: tausend Blüten, was in Anbetracht der vielen verschiedenen Farbschläge und der Schönheit des Vogels absolut passend erscheint. Birkenfarbig, Blau-gesäumt, Gelb-Schwarz-Columbia, Rotgesattelt, Schwarz-Silber, das Huhn im Taschenformat hat viele Varianten, allein in Deutschland sind 24 verschiedene Schläge anerkannt. Hervorzuheben sind nach wie vor die Porzellanfarbigen und hierbei besonders die Gold-Porzellanfarbigen, sie machen einen überwiegenden Teil des Bestandes aus und sind wegen ihrer einnehmenden Optik bei professionellen Züchtern wie Hobbyhaltern gleichermaßen beliebt.

Filigrane Energiebündel

Die geringe Größe der sogenannten Urzwergrasse lassen sie filigran und zerbrechlich wirken, doch sie sind es mitnichten. Ihre breite, voll gerundete und angehoben getragene Brust zeigt deutlich die Energie, die in dem Huhn steckt. Ihre Beständigkeit über die Jahrhunderte ist beeindruckend, und die Tiere sind außerordentlich robust, absolut wetterfest und widerstandsfähig. Obwohl zart in der Erscheinung, sind die Schultern eher breit, aber nicht kantig. Das Federfüßige Zwerghuhn ist gerne unterwegs und beschäftigt sich ausgiebig mit der Suche nach Futter, auf Menschen reagiert es freundlich bis anhänglich.

Die beiden Weltkriege bedeuteten für viele Geflügelrassen das Ende. Das Federfüßige Zwerghuhn überlebte und fand schnell wieder seine Liebhaber.

Bis heute schätzen Kenner und Hobbyzüchter die besondere Schönheit und die unzähligen Farbvarianten des ruhigen, zutraulichen Huhns, das sich nicht – sein Glück – für die Massenzucht eignet. Der Hahn wiegt 750 Gramm, die Henne 650 und legt zwischen 100 und 150 wohlschmeckende Eier im Jahr, die um die 30 Gramm wiegen. Beim Frühstück dürfen es also auch gerne mal zwei Eier sein.

Weil sie so hübsch bunt und familientauglich ist, wird die alte Hühnerrasse bei Hobbyzüchtern in Ehren gehalten. Da deren Anzahl aber beständig abnimmt – denn immer mehr Menschen zieht es in die Städte – bleibt uns nur eine vage Hoffnung, dass das uralte Zwerghuhn uns noch lange erhalten bleiben möge.

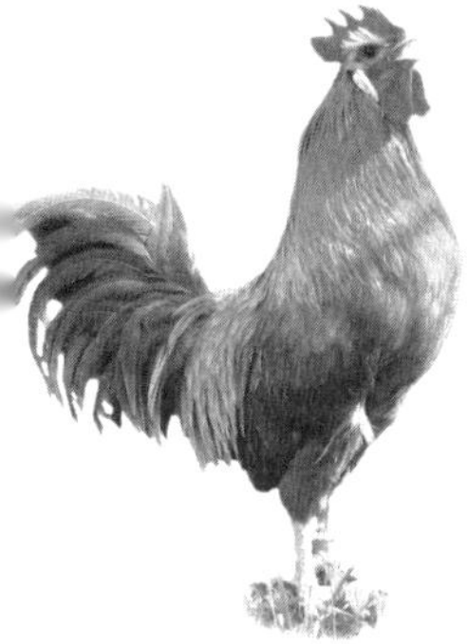

Ramelsloher Huhn

Norddeutscher Provinzler mit multikulturellem Hintergrund

Es fällt auf, das Ramelsloher Huhn, wenn es in der weitläufigen Natur seiner Heimat gackernd durch die Gegend flitzt. Bekommt man es aus der Nähe zu sehen und kann es vielleicht sogar auf den Arm nehmen – was, wenn es an den Menschen gewöhnt ist, wahrscheinlich ist –, sticht etwas sofort ins Auge: die hellblaue Färbung an den Beinen und am Schnabel, die bei den Hennen auch auf das Kammblatt und die Gesichtshaut ausstrahlen kann – eine für Geflügel fast schon exzentrische Farbgebung, die durch das sanft-weiße oder gelbe Gefieder unterstützt und durch die tiefroten Kämme und Kehllappen am Hals schön kontrastiert wird. Diese Erscheinung macht das stark vom Aussterben bedrohte Federvieh für viele Liebhaber besonders. Hinzu kommen die dunklen, beinahe schwarzen Augen, die von einem schwarzen Lidring umfasst sind, selbst in der vielfältigen Hühnerwelt eine einzigartige Charakteristik.

Zu seinem Namen kam das Ramelsloher Huhn, das hauptsächlich in den Vierlanden, dem Alten Land und der Hansestadt Hamburg beheimatet war, durch seinen Züchter, einen Herrn Wichmann. Der Hamburger Reeder suchte nach einer neuen Rasse mit gutem Brutverhalten und hoher Legeleistung. Wer seinerzeit etwas auf sich hielt, hielt Hühner. Als Basis sollte ihm das

Vierländer Landhuhn dienen, das sich durch seine Robustheit auszeichnete und sich dem norddeutschen »Schietwetter« gut angepasst hatte. Durch Einkreuzungen vom Spanischen Huhn, einer der ältesten Landrassen Europas, und dem äußerst legestarken Andalusischen Huhn sowie dem besonders fleischreichen Cochin-Huhn aus Asien erreichte Wichmann 1870 sein Ziel. Benannt nach dem Ursprungsort der deutschen Landrasse, dem knapp 30 Kilometer südlich von Hamburg gelegenen Örtchen Ramelsloh, präsentierte er seine Rasse erstmals 1874 auf der Hamburger Geflügelausstellung. Die neue Rasse überzeugte durch ihren schnellen Fleischansatz, ein wetterfestes Gefieder und eine durchaus nennenswerte Legeleistung von etwa 170 Eiern pro Jahr. Schnell wurden die Ramelsloher Blaubeine beliebte Zuchthühner und bewährten sich als gute Futtersucher bei damals üblicher Freilandhaltung, wachsam gegenüber Feinden wie dem Habicht und trotzdem zutraulich dem Menschen gegenüber.

Stubenküken

Der größte Vorteil des Ramelsloher Huhns war jedoch, dass es auch bei niedrigen Temperaturen in der Winterzeit regelmäßig Eier legte. Gerade Kleinbauern, Tagelöhner und Arbeiterfrauen wussten diese Eigenschaft zu schätzen und etablierten das Ramelsloher Huhn als Stubenküken. Benannt nach ihrer Haltungsform im teilweise einzigen beheizten Raum des Wohnhauses, brüteten die Hennen im Winter in der Stube, und so konnten die Küken nach zwei Monaten Mast im Frühjahr auf den Märkten der Stadt als traditionelle Alternative zum Osterlamm verkauft werden. Stubenküken wurden zur Hamburger Delikatesse und fanden in den einschlägigen Kochbüchern ihrer Zeit Eingang. Das Fleisch des Ramelsloher Huhns zeichnet sich durch eine helle Farbe, besonders zarten Biss und einen guten Geschmack aus.

Die bis in die 1920er-Jahre stark verbreitete Rasse hatte jedoch bald keine wirtschaftliche Zukunft mehr. Die Nationalsozialisten hielten nichts von dem Provinzhuhn mit multikulturellem Hintergrund. Von den Zuchtvorgaben der Nazis verdrängt, starben die gelben Hühner aus, die weißen standen kurz davor. Die Spezialisierung der Landwirtschaft in den 60er-Jahren und mit ihr der Beginn der Massentierhaltung trugen dazu bei, dass es 1970 nur noch sieben Hobbyzüchter gab, die dem Ramelsloher Huhn die Treue hielten. Seit Mitte der 80er-Jahre verbessert sich die Situation der Hühner langsam wieder, so wurde etwa 1985 der gelbe Farbschlag zurückgezüchtet. Im Jahr 2009 betrug die Anzahl der Ramelsloher nun wieder 500 Exemplare, gerade Hobbyzüchter wissen das robuste und hübsche norddeutsche Huhn zu schätzen. Die Bewohner von Ramelsloh gehören bestimmt auch zu den Unterstützern der bedrohten Traditionsrasse, haben sie doch den blaubeinigen weißen Hahn sogar in ihrem Ortswappen.

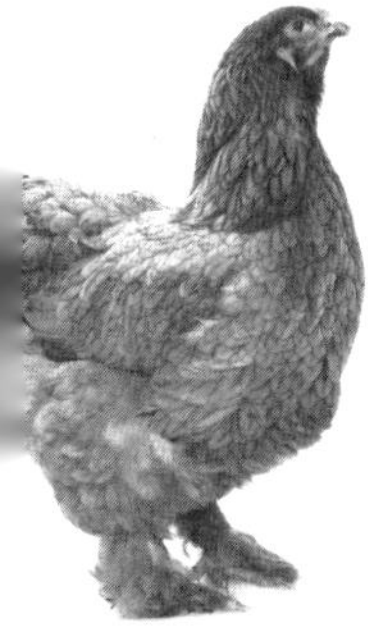

Riesen-Brahma

Der Riese unter den Haushühnern

Bereits vor 8.000 Jahren, in der frühen Steinzeit, begannen die Menschen im heutigen Indien damit, Bankivahühner als Haustiere zu halten. Von dort breitete sich die Hühnerhaltung zunächst nach China und später über Kleinasien nach Europa aus. Für die Ägypter waren Hühner Kulttiere, die mit ihrem Krähen den Sonnengott begrüßten. Ihre erste Blütezeit in Europa erlebten die Hühner im alten Rom. Die Römer weihten die Hähne wegen ihres Stolzes und ihrer Kampfeslust dem Kriegsgott Mars und opferten sie, damit Mars ihnen zum Sieg verhalf. Auch kamen die Römer auf den Geschmack des Fleisches und nutzten es immer häufiger sowie die Eier der Hühner. Über die Jahrtausende hinweg haben unsere Haushühner sich viele Verhaltensweisen der Bankivahühner bewahrt. Auch und besonders die Brahma-Hühner, die Riesen unter unseren Haushühnern, die zu den imposantesten Geflügelrassen überhaupt gehören.

Die Herkunft der breiten, kräftigen Hühnerrasse, die eine beeindruckende Höhe von bis zu 70 Zentimetern erreicht, ist nicht zweifelsfrei geklärt. Eine Erklärung ist, dass die hübschen Tiere mit den orangeroten Augen und den stark gezeichneten, gut sichtbaren Augenbrauen aus Indien stammen, wo es eine hinduistische Gottheit namens Brahma sowie den Fluss Brahmaputra gibt. Eine andere Meinung besagt, dass die ersten Brahma-Hühner im Hafen von New York gekauft wurden. Gesichert sind jedoch nur die Ahnen des großen Federviehs mit dem breiten, kleinen Kopf und dem kurzen, kräftigen Schnabel, die an einen Adler erinnern: Chittagong-, Cochin- und Malaienhühner stecken in den Brahmas.

Majestätisch vornehm

Den Weg der Brahmas nach Europa ist dafür gut bekannt. Victoria, Königin des Vereinigten Königreichs, erhielt 1850 zwei Hähne und sieben Hennen als Geschenk aus den USA und war von den kolossalen Hühnern mit den markanten Federn seitlich der Läufe begeistert. Dies sprach sich rasch herum, sodass die Brahmas geradezu in Mode kamen und sich schnell auf der gesamten Insel verbreiteten. Zwei Jahre später gelangten die anmutigen Riesen nach Deutschland, ein Konsul aus Nürnberg namens Geisse ließ sich von seinem Vater aus Philadelphia welche schicken. Auch in Deutschland fand das Huhn schnell seine Anhänger. Neben dem hübschen Federschmuck und den 100 bis 140 gelegten Eiern pro Jahr wurde auch das schmackhafte Fleisch sehr geschätzt. Im Gegensatz zum mächtigen Körper des Huhns sind die gelblich braunen Eier verhältnismäßig klein, sie haben etwa die Größe eines durchschnittlichen Hühnereis. Mittlerweile gibt es neun anerkannte Farbschläge des munteren Vogels in Deutschland, die Ersten waren nur in Weiß-Schwarzcolumbia und silberfarbig gebändert über den Ozean gekommen.

Der Charakter der Brahmas steht ihrer majestätischen Erscheinung in nichts nach, sie sind ruhig und eher zurückhaltend, haben dabei jedoch einen herausfordernden Habitus und einen kühnen Blick. Sie schreiten anmutig durch die Weltgeschichte und haben einen ausgeprägten Bruttrieb, die Küken sollten am besten im Frühjahr auf die Welt kommen, da sie sich recht langsam entwickeln. Für die heute übliche Massentierhaltung sind die robusten und ausgesprochen wetterfesten Tiere nicht geeignet, und so gingen die Bestände der Riesen-Brahmas, die es auch als Zwerg-Brahmas gibt, stark zurück. Heute erfreuen sich vor allem Hobbyzüchter an dem stattlichen Federvieh. Obwohl die Brahmas eine respektable Erscheinung sind, sollte man sie immer mit Ruhe und Bedacht behandeln, da sie bei übermäßiger Aufregung zum Herzinfarkt neigen und einfach tot umfallen. Es ist diesen bemerkenswerten Hühnern zu wünschen, dass ihre Bestandszukunft ruhig und gesichert verläuft, um ihnen das zu ersparen.

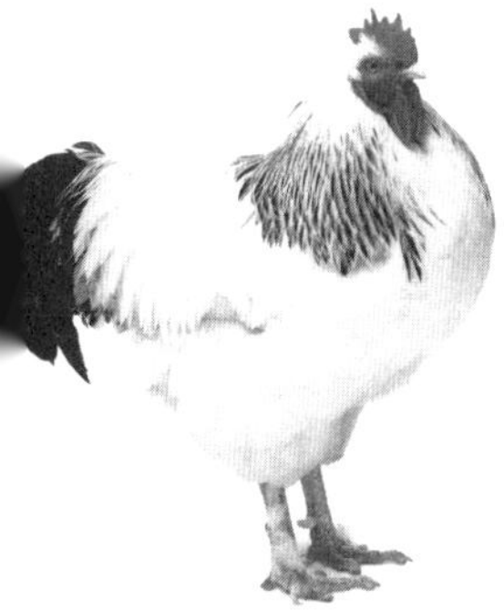

Sundheimer Huhn

Eine badische Schönheit

Im äußersten Südwesten des Landes, in direkter Nähe zur Grenze nach Frankreich, entstand eine der ältesten deutschen Hühnerrassen: das Sundheimer Huhn. Benannt nach dem Ort Sundheim bei Kehl am Rhein, ist das hübsche Federvieh mit den leuchtend roten Augen mittlerweile in ganz Deutschland zu Hause, und als einzige ursprünglich badische Hühnerrasse ist es zugleich eng mit seiner Heimat verbunden.

Das Huhn mit dem weißen Federkleid, dem silberweißen Kopf und den schwarz gezeichneten Halsfedern ist zwar mittelgroß, mittelschwer und von mittlerer Länge, aber alles andere als durchschnittlich: Das prächtige Tier hat einen tadellosen Charakter, ist friedlich und ruhig. Wer die Sundheimer Hühner regelmäßig mit der Hand füttert, wird schnell ein zahmes und zutrauliches Federvieh bekommen. Es ist anspruchslos in der Haltung, überaus robust und ein Winterleger mit jährlich mindestens 200 wohlschmeckenden, hell- bis dunkelbraunen, teilweise punktierten Eiern von mindestens 55 Gramm.

Im Gegensatz zu vielen Artgenossen kommt das Sundheimer im Einheitsfederkleid daher, sowohl Hähne als auch Hennen gibt es nur in der Färbung Weiß-Schwarzcolumbia, die Geschlechter ähneln sich stark, sind jedoch beide hübsch anzusehen. Das Sundheimer ist aber nicht nur ein schönes, sondern auch ein altes Huhn. Bereits 1885 wurde es als Rasse anerkannt, 1886 wurde ein Zuchtverein gegründet. Seine Wurzeln liegen jedoch noch viel weiter zurück, sie reichen bis in die Keltenzeit. Die Kelten siedelten Hühner an wichtigen Verkehrswegen an, wie in London und in Straßburg, als Verpflegung für reisende Fürsten. Sie waren es auch, die um 79 nach Christus den Straßburger Raum – von den Römern wieder dort angesiedelt – kultivierten und die Verpflegung der römischen Söldner übernahmen. Seit dieser Zeit wurden Hühner im gesamten Römischen Reich gezüchtet und gemästet. Im elsässisch geprägten Straßburg entwickelte sich über Jahrhunderte eine ausgeprägte Masthuhnzucht. Im 19. Jahrhundert wurden aus den USA schwere asiatische Rassen wie Brahma eingeführt. Aus dieser Mixtur entstand das Sundheimer Huhn: ein munteres, robustes Fleischhuhn. 1886 wurde auch die Genossenschaft »Das Sundheimer-Huhn« gegründet, um den Vogel als Qualitätsprodukt besser vermarkten zu können. Nach dem Ersten Weltkrieg wurde das Huhn als Zweinutzungshuhn gezüchtet, sodass es auch viele Eier legt.

Deutsch-französisches Vorzeigehuhn

Heute steht das einstige deutsch-französische Vorzeigehuhn auf der Roten Liste der in ihrem Bestand gefährdeten alten Nutztierrassen. Es sollen nur noch circa 1.000 Tiere bei 70 Züchtern leben. Dabei ist das Sundheimer Huhn gerade für Hobbyzüchter bestens geeignet, robust und sehr umgänglich. Außerdem reicht ein kleiner Zaun von 1,25 Meter Höhe schon aus, um die Vögel mit der ausgeprägten Brust und den kräftigen Schenkeln im Zaum zu halten, richtig fliegen können sie nicht. Wer sich auf die zeitlose badische Schönheit einlässt, erhält schnell gute Fleischerträge, die keine Konkurrenz scheuen müssen. Das zarte, weiße Fleisch gilt als besonders schmackhaft, und mit den 3,5 Kilogramm Gewicht des Hahns und den 2,5 Kilogramm der Henne lassen sich auch große Tafeln reichlich decken.

Es gibt also viele gute Argumente für den Erhalt der Sundheimer Hühner. Und wer es eine Nummer kleiner mag: Vom Sundheimer gibt es auch eine Zwerghuhnvariante, die ihre Halter mit Lebensfreude und üppigem Eiersegen belohnt, wie ihre großen Cousinen – nur eben in etwas kleinerem Maßstab.

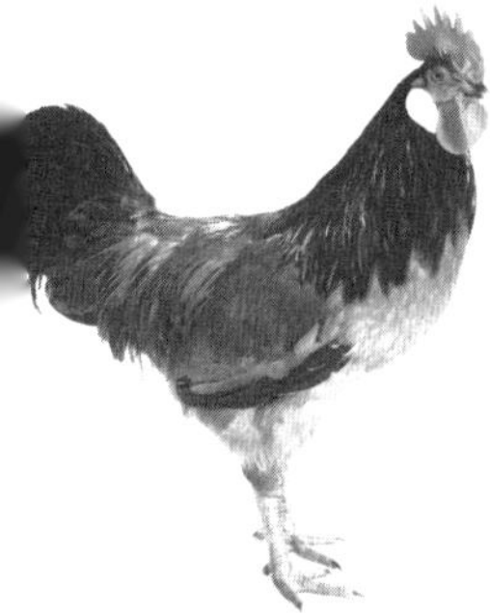

Vorwerkhuhn

Lebhafter Goldvogel

Seit Tausenden von Jahren sind Hühner aus dem menschlichen Speiseplan nicht wegzudenken. Lange Zeit war das Huhn dem Menschen nicht nur selbstverständliche Nahrung, sondern auch höfischer Eierlieferant und tierische Gesellschaft. Mit dem morgendlichen Hahnenschrei begann der Tag, und mit zufrieden glucksenden Hühnern, die sich abends auf ihren Stangen niederließen, endete er. Aber das stolze, machohafte Verhalten des Hahns oder das mütterliche Verhalten der Glucke, wenn sie die Küken unter ihre Fittiche nimmt – einst so geläufige Erfahrungen, dass wir auch unsere Mitmenschen mit entsprechenden Verhaltensweisen als Gockel und Glucke bezeichnen –, kennen viele Menschen nur noch aus dem Kinderbuch.

Heutzutage essen wir fast nur noch Eier und Fleisch aus industrieller Produktion: einer auf wenige, hocheffiziente Rassen reduzierten Haltung, die auf individuelle tierische Merkmale genauso wenig Wert legt wie auf Appetitlichkeit und Geschmack. Statt Klasse erhält man vor allem billige Masse. Aber es gibt sie noch, robuste alte Rassen wie das Vorwerkhuhn, das auf Höfen frei herumlaufen darf, um Getreidekörner, Würmer und Ungeziefer zu picken. Es darf langsam heranwachsen und bildet durch viel Bewegung feine Muskeln und Sehnen aus. Von Kennern wird es zu Recht als kulinarische Delikatesse geschätzt.

Das Huhn wurde vor 100 Jahren von Oskar Vorwerk aus Othmarschen, heute ein Stadtteil von Hamburg, gezüchtet und erstmals 1912 dem Publikum in Hannover und Berlin vorgestellt. 1902 hatte der wohlhabende Hamburger Kaufmann mit der Zucht eines Huhns nach seinen Vorstellungen begonnen. Wie sich die Zeiten doch ändern – zum guten Ton des Hamburger Bürgertums gehörten damals Geflügelhöfe, die von fachkundigen Angestellten betreut wurden. Oskar Vorwerks Hühnerwart Otto Seeger kreuzte heimische Lakenfelder mit gelben englischen Orpingtons, gelben Ramelslohern und blauen Andalusiern. Damals galten bei der Zucht Robustheit, Leistung (Eier und Fleisch) und Schönheit noch als wirtschaftliche Einheit. Man dachte nachhaltig, und die Vorwerkhühner sind nachhaltige Hühner. Sie verbinden Robustheit, ein friedliches Wesen und Schönheit – goldgelb gefärbt mit schwarzen Hälsen und Schwänzen –, legen fleißig Eier und haben delikates Fleisch. Hennen kommen auf rund 2,5 Kilogramm, Hähne auf 3 Kilogramm. Mehr Huhn geht nicht.

Harmonie als Stärke

Vor zehn Jahren war die Population des Vorwerkhuhns stark gefährdet, aber durch Liebhaber gibt es zum Glück wieder einige Tausend Tiere in Deutschland.

Das Vorwerkhuhn ist ausgesprochen gutmütig und harmoniebedürftig - selbst die Hähne vertragen sich untereinander -, dabei aber durchaus lebhaft und überhaupt nicht scheu, widerstandsfähig, sprich wetterfest, und bei freiem Auslauf ein eifriger Futtersucher. Es legt 170 Eier im Jahr (ein Huhn aus der Legebatterie kommt heute auf 300 Eier), hat delikates Fleisch und ist gesund, da reich an hochwertigem Eiweiß, vielen Vitaminen (A, B1, B2, C) und wichtigen Mineralstoffen - vor allem Eisen, das übrigens aus Fleisch dreimal besser vom Organismus aufgenommen wird als aus pflanzlichen Lebensmitteln. Außerdem ist Hühnerfleisch bekanntlich mager und leicht verdaulich.

Ein Vorwerkhahn ist eine Delikatesse, genauso wie eine Hühnersuppe von der Vorwerkhenne. Sie schmeckt kräftig und wohltuend wie früher bei der Großmutter. Und bevor sie auf den Tisch kommen, kann man sich an den schönen und lebhaften Vögeln kaum sattsehen.

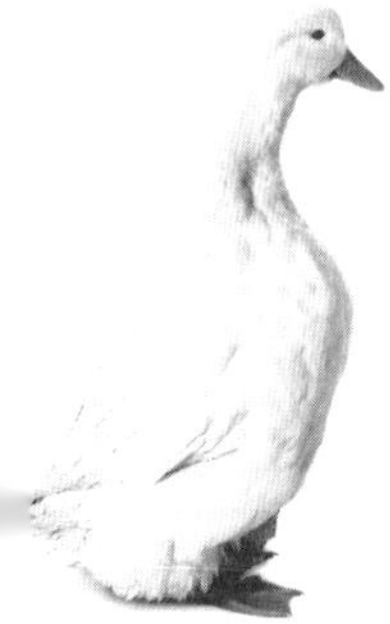

Deutsche Pekingente

Aufrecht durchs Leben

Sie fällt sofort durch ihre aufrechte, pinguinartige Haltung auf: die Deutsche Pekingente. Auch ihr rechteckiger, massiver Körper und das angezogene Hinterteil sind echte Hingucker. Kurzer Schnabel, volle Stirn und breite Backen vervollständigen das beeindruckende Erscheinungsbild der Ente.

Wie der Name schon verrät, hat sie ihren Ursprung in China, sie ist ein Nachfahre der domestizierten Stockente. Traditionell wurde die Pekingente auf Karpfenteichen gehalten, und das aus gutem Grund: Mit ihren Exkrementen düngte sie das Wasser, das so geförderte Pflanzenwachstum bildete die Grundlage für wirbellose Lebewesen und kleine Fische, die wiederum der Pekingente als Nahrung dienten. Von Asien gelangte sie 1873 nach England und Nordamerika und einige Jahre später schließlich nach Deutschland. Sie fand schnell großen Anklang, verbreitete sich aufgrund ihrer hervorragenden Nutzeigenschaften in der Landwirtschaft und verdrängte die bis dahin wirtschaftlichste Rasse, die Aylesburyente.

Die Deutsche Pekingente legt jährlich 50 bis 60 Eier mit weißer bis gelblicher Schale, ihr Brustfleischanteil ist besonders groß, und auch die Schenkel sind außerordentlich kräftig. Der schöne Vogel kommt im weißen Federkleid mit leicht gelblichem Anflug daher, die zahlreichen Daunen reichen qualitativ an die von Gänsen heran. Auch die Robustheit der 3 Kilogramm schweren Ente (Erpel 3,5 Kilogramm) war nützlich, konnte die Ente doch größtenteils extensiv gehalten werden. Die Rasse wurde in der Folgezeit in England und Deutschland unterschiedlich züchterisch weiterentwickelt. Ab 1910 nannte man sie in Deutschland »Deutsche Pekingente«, da sie sich nun von der englischen Zuchtrichtung, die mehr auf größere Tiere abzielte, sichtbar unterschied. Sie erlebte einige Jahrzehnte lang hohe Wertschätzung. Nach dem Zweiten Weltkrieg verschwand sie mehr und mehr aus der landwirtschaftlichen Produktion, bis sie kurz vor dem Aussterben stand. Obwohl sie eine Mastente ist, braucht sie viel Auslauf und Badewasser in guter Qualität, Fließgewässer sind ihr am liebsten. Für enge Volieren- und Massenhaltung ist die hübsche Ente mit den dunklen Augen nicht geeignet. Die Folge: 2009 wurden nur noch rund 400 Enten gezählt, der Bestand gilt als stark gefährdet, auch wenn Hobbyzüchter und Liebhaber sich zunehmend der Rasse annehmen.

Für Feinschmecker

Wegen der sehr kleinen Population wird das Fleisch der Ente kaum im freien Handel angeboten. Wer trotzdem einmal das Glück hat, einen Entenbraten der Pekingente serviert zu bekommen, wird begeistert sein: Das zarte Fleisch des vitalen und besonders wetterfesten Tiers ist kräftig im Geschmack und dabei mit leichtem Biss, ein Hochgenuss im Gegensatz zum Geschmack der Artgenossen aus der Massentierhaltung. Für manchen auch ein Grund, sich für den Erhalt der Deutschen Pekingente einzusetzen. Das ist übrigens kein Zielkonflikt: Denn je stärker die Nachfrage, desto eher wird eine alte Rasse erhalten – also esst, was ihr schützen wollt.

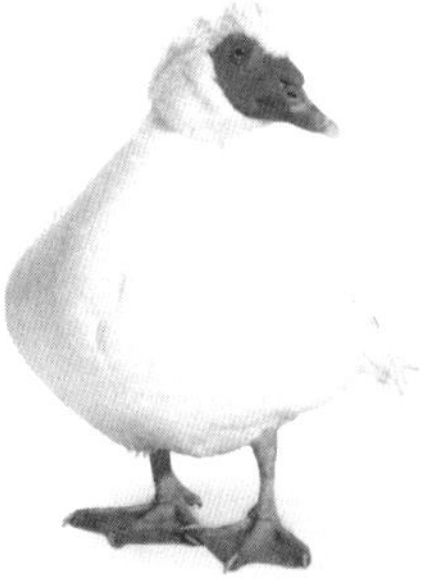

Hausmoschusente

Imposanter Baumvogel

Die wilde Moschusente ist ein beeindruckender Vogel: Das schwarze Gefieder mit farbigem Schimmer, die weißen Flügeldecken und ein markantes, unbefiedertes Gesicht mit auffälliger Warzenbildung lassen sie archaisch und ursprünglich aussehen. Die imposante Erscheinung wird von ihrer Größe noch unterstrichen, die Erpel erreichen ein Gewicht von 4 Kilogramm und werden rund 80 Zentimeter groß. Und die aus Mittel- und Südamerika, hauptsächlich Mexiko stammende Ente ist ein sympathischer Charakterkopf. Sie fühlt sich wohl in bewaldeten Fluss- und Sumpfregionen, in denen sie sich mit Vorliebe in sicheren Baumhöhlen einnistet, und verbringt den Tag in kleinen Gruppen mit der Suche nach vornehmlich pflanzlicher Nahrung. Angepasst an ihre Umgebung, sind die Moschusenten im Gegensatz zu den meisten Artgenossen gute Flieger und Kletterer, lange Aufenthalte im Wasser meiden sie hingegen. Der eher scheue Charakter und unbändige Bewegungsdrang des wilden Federviehs macht es Hobbyzüchtern manchmal nicht leicht, ihre Tiere beisammenzuhalten, – ihr Fluchttrieb ist ausgeprägt. Die Enten ziehen ihre Küken alleine groß und kümmern sich liebevoll um den Nachwuchs; in der Brutzeit kommt auch Tierisches wie Insekten und Schnecken auf den Speiseplan. Die Jungen, Nestflüchter, aber noch flugunfähig, verlassen das Nest unmittelbar nach dem Schlüpfen mit einem kühnen Sprung in die Tiefe.

In ihrer Heimat wurden sie schon jahrhundertelang von den Ureinwohnern als Haustiere gehalten, bevor sie 1514 mit spanischen Seefahrern erstmals nach Europa kamen und sich danach schnell bis nach Afrika und Asien ausbreiteten.

Aus der schwarzen Wildform mit den weißen Flügeldeckeln entwickelte sich die Hausmoschusente, die Warzenente. Im Handel ist sie jedoch besser als Stumm- oder Flugente bekannt, die Vermarktung unter dem Namen Warzenente wäre wohl wenig aussichtsreich.

Sie quakt nicht, dafür faucht sie

Sie kommt in zahlreichen Farbvarianten vor, etwa Weiß, Grau, Schwarz, bunt, einfarbig, gescheckt. Ihren Namen verdankt die Warzenente einem mehrteiligen Höcker an der Schnabelwurzel. Im Gegensatz zu ihren wilden Ahnen sind die domestizierten Warzenenten wirtschaftlich besser nutzbar, die Weibchen erreichen ein Gewicht von fünf, Erpel von stattlichen sieben Kilogramm. Die Enten können sehr alt werden – bis zu 20 Jahre.

Während die Haustiervariante heute fast überall auf der Welt anzutreffen ist, ist die Wildform stark gefährdet und wegen ihrer geringen wirtschaftlichen Nutzbarkeit eher bei Hobbyhaltern anzutreffen. Dabei haben sowohl die Warzenente als auch die Moschusente einen für lärmempfindliche Menschen überzeugenden Vorteil: Sie sind äußerst leise Vögel, kein Quaken vernimmt man von ihnen, dafür können sie eindrucksvoll fauchen.

Die Moschusente hat viel Fleisch mit geringem Fettanteil. Es ist zart und saftig und zeichnet sich durch einen leichten Wildgeschmack aus. Unter Feinschmeckern ist sie als Barberie-Ente bekannt und als Delikatesse beliebt.

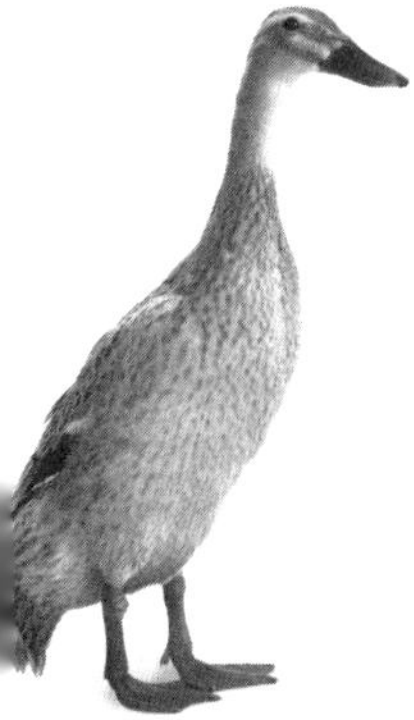

Indische Laufente

Dauerläufer mit Vorliebe für Schlammbäder

Die Indische Laufente ist, kulturgeschichtlich betrachtet, eine bemerkenswerte Entenrasse. Das leichte, flinke Tier mit der steilen, fast senkrechten Körperhaltung und dem flaschenförmigen Körper erinnert an einen Pinguin. Wer sie zum ersten Mal sieht, wird von ihrem ungewöhnlichen Aussehen gebannt, wenn nicht gar amüsiert sein. Die Enten wurden über Jahrhunderte von ihren Besitzern über weite Strecken zum Markt getrieben. Während der Wanderungen, die mehrere Wochen dauern konnten, ernährten sich die Enten von dem, was sie am Wegesrand und auf den nahegelegenen Feldern fanden. Das Laufen über weite Strecken führte zur Herausbildung ihrer besonderen Körperform und zu ihrem Namen.

Die Heimat der Indischen Laufente ist Südostasien. Um 1850 kam sie nach Europa und wurde schnell zum begehrten Insassen vieler zoologischer Gärten und ein geschätztes Hobbyzuchttier, besonders den Engländern hatte es die bis zu einem halben Meter große Ente angetan.

Das hübsche Tier mit dem einzigartigen Körperbau kommt in vielen Farben vor: wildfarben, forellenfarben, Weiß, Schwarz, Gelb, Blau und gescheckt.

Die Ente kann zwar gut und ausdauernd laufen, dafür aber kaum fliegen, ihre Flügel sind zu schmal. Allenfalls kann sie von einer Erhöhung hinabsegeln. Will man sie halten und ihren Auslauf begrenzen, reicht ein Zaun von einem Meter Höhe. Wie alle Wasservögel badet sie gerne und wühlt nach Herzenslust im Schlamm, am liebsten zusammen mit Artgenossen in einer kleinen Gruppe. Dabei zeigt sich auch der soziale Charakter des Federviehs: Indische Laufenten achten aufeinander; geht ein Mitglied der Gruppe verloren, quaken die Übrigen so lange, bis sich der Ausreißer wieder anschließt. Dem Menschen gegenüber sind sie jedoch eher scheu, auch wenn sie aufmerksam gucken und interessiert das Geschehen verfolgen, halten sie immer einen Sicherheitsabstand ein, man weiß ja nie, was der Mensch im Schilde führt.

Leidenschaftliche Schneckenfresserin

Auch in Deutschland fanden sich schnell Liebhaber des genügsamen, robusten und possierlichen Tiers, das immerhin bis zu 15 Jahre alt werden kann. Es war Darwin, der die Abstammung der Laufente von der Stockente nachwies.

Aufgrund ihrer Leichtigkeit kam die Ente für die Fleischzucht nie in Betracht. Die Menschen interessierten sich eher für ihre Eier, jedes um die 70 Gramm schwer und etwas größer als ein Hühnerei. Besonders in Asien sind sie ein beliebtes Nahrungsmittel, auch heute noch. Die Ente legt viele Eier, zwischen 100 und 200 Eier pro Jahr, geschmacklich sind sie absolut überzeugend, sie gelten als Delikatesse.

Mit der Schneckenplage der letzten Jahre – besonders die Nacktschnecke wurde zum Schrecken vieler Gartenbesitzer – kam die Indische Laufente auch bei uns zu neuen Ehren. Denn sie ist eine leidenschaftliche Schneckenfresserin und stürzt sich mit Vorliebe auf Nacktschnecken, die von fast allen anderen Arten wegen ihres schleimig bitteren Geschmacks verschmäht werden. Wenn man die Ente in seinem Garten laufen lässt, vertilgt sie alle Schnecken, die sie finden kann. Mittlerweile soll es findige Zeitgenossen geben, die ihre Enten tageweise an schneckengeplagte Gartenbesitzer vermieten. Was viele dabei vergessen: Die niedlichen und flinken Enten fressen auch gerne Salat. Jeden!

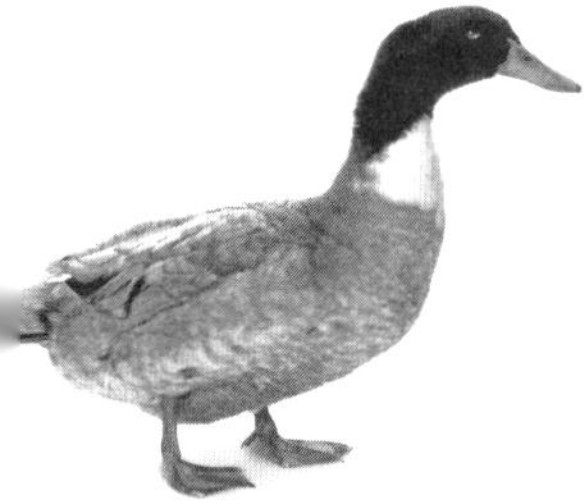

Pommernente

Bodenständiger Charakter mit pastoralem Auftreten

Wäre da nicht der watschelnde Gang, könnte man der Pommernente ein beinahe pastorales Auftreten zuschreiben: Das blaugraue oder schwarze Gefieder mit dem markanten weißen Latz an Brust und Vorderhals macht das Federvieh zu einem extravaganten Vertreter seiner Art. Es ist hübsch anzusehen und weiß auch sonst durchaus mit Eigenschaften zu überzeugen, die in Zeiten von Geflügel als industrialisierter Massenware immer seltener anzutreffen sind.

Die Pommernente ist eine der ältesten deutschen Entenrassen und mit ihren schwarzen und dunkelblauen Ahnen seit Jahrhunderten in der namensgebenden Region Vorpommern beheimatet, einer Gegend mit langer Enten- und Gänsezuchttradition.

Entstanden aus den traditionellen Landenten, wurde die Pommernente seit 1850 gezielt gezüchtet, besonderer Wert wurde auf ein gutes Wachstum, eine hohe Legeleistung und geschmacklich hervorragendes Fleisch gelegt. Damals war der blaue Vogel noch unter dem Namen »Schwedenente« bekannt, schließlich gehörte seine Heimat noch bis 1817 zu Schweden, bevor sie an Preußen ging. Die mittelschwere Ente besticht besonders durch ihre enorme Anspruchslosigkeit und Widerstandsfähigkeit. Lässt man dem hübschen Tier mit dem relativ breiten und tiefen Körper ausreichend Platz zur Bewegung und bietet ihm eine Gelegenheit für Bäder und Flügelpflege, ist es rundum zufrieden. Mast und enge Käfige setzen der Ente jedoch zu, eine Massenhaltung nach rein ökonomischen Gesichtspunkten ist mit ihr nicht zu machen.

1930 wurde die blaue Schwedenente mit der schwarzen Uckermärker Ente gekreuzt, die Pommernente entstand.

Für lange Zeit war sie die beliebteste Entenrasse der Region und weit darüber hinaus. Kein Wunder, die weißbrüstige Landente mit den schwarz-roten Läufen ist wetterfest und sehr robust. Sie legt bis zu 100 blaugrüne Eier im Jahr und zieht problemlos ihre Küken auf. Die bis zu 3 Kilogramm schweren Erpel bestechen mit einem gelben Schnabel und einer dezenten, unaufdringlichen Schwanzlocke, die Enten haben einen schwarzen bis olivfarbenen Schnabel und bringen rund 2,5 Kilogramm auf die Waage, ein rundherum ansehnliches Federvieh.

Zutraulich und aufgeweckt

Von ehemals vielen Zehntausend Tieren sind heute nur noch wenige Hundert Zuchttiere übrig geblieben, 2009 wurden knapp über 700 gezählt. Ihr Bestand gilt als extrem gefährdet. Dabei eignen sich die Tiere besonders gut für Hobbyzüchter: Die Pommernente gewöhnt sich gut an Menschen, ist schnell zutraulich und in ihrer Art sehr aufgeweckt. Auch wenn sie sich nicht für die massenhafte Zucht eignet, die Erzeugnisse der alten Landrasse überzeugen: Das Fleisch der Pommernente steht dem anderer Enten in nichts nach – im Gegenteil: Vor allem die Qualität und der kräftige Geschmack des Brustfleischs wird von Kennern gelobt. Die zahlreich gelegten Eier sind nach einer Mindestkochzeit von zehn Minuten eine Hochgenuss, und wer Pommernenten sein Eigen nennt, kann sich warm betten: Sowohl Menge als auch Qualität der Daunen sind ausgezeichnet – ein überzeugendes Tier in allen Belangen. In Zeiten neuer alter Wertschätzung für regionale Besonderheiten sollte uns auch die Pommernente wieder mehr am Herzen liegen.

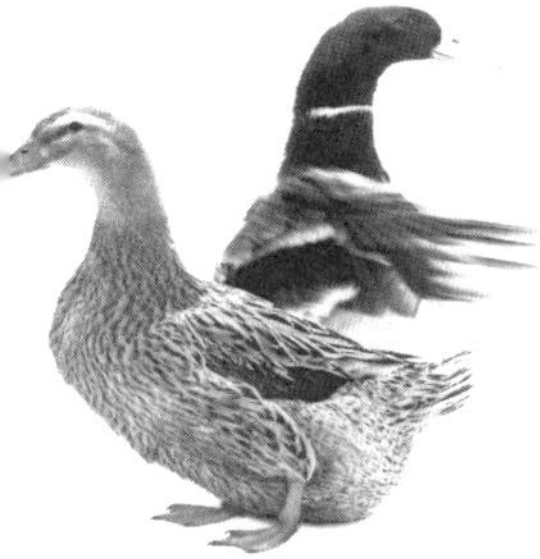

Rouen-Claire-Ente

Agile Schönheit mit Gardemaß

Enten wurden schon lange vor unserer Zeitrechnung gehalten, vor allem in China. In Griechenland wurden sie bereits um 1000 vor Christus domestiziert. Generell wird zwischen Wild- und Hausenten unterschieden. Die Stammform aller Hausenten ist die Stockente *(Anas platyrbynchos)*, die in zwei Grundtypen vorkommt: als Pinguinente mit aufrechter Körperhaltung – sie zeichnet sich durch eine besondere Lauffreudigkeit aus – und als Land- und Fleischente mit waagerecht gehaltenem Körper. Eine der Letzteren ist die Rouen-Claire-Ente. Erstmalig im 16. Jahrhundert erwähnt, gehört die schöne Ente mit dem ruhigen Wesen zu den traditionellen französischen Landrassen in der Normandie und der Bretagne. In ihrer Heimat, der an der Seine gelegenen Hafenstadt Rouen, war sie lange ein beliebtes Haustier, das im Land der Feinschmecker besonders wegen seines exzellenten Fleisches gehalten wurde. Man darf die Rouen-Claire-Ente jedoch nicht mit der bekannteren Rouenente verwechseln. Sie grenzt sich durch den fehlenden Kiel, eine hellere Wildfarbe und einen längeren Körper entscheidend von der Verwandtschaft ohne Namenszusatz ab. In der Zucht der Rouenente würden diese Merkmale, die die Rouen-Claire-Ente einzigartig machen, als grobe züchterische Fehler gelten.

Ende des 19. Jahrhunderts war ihre große Zeit fast schon wieder vorbei, sie wäre beinahe ausgestorben. Doch ein Züchter namens Garry besann sich der schönen Ente und kreuzte sie mit Lockenten, sodass sie mehr Fleisch ansetzte. In der Zeit zwischen 1910 und 1920 züchtete Garry die Basis der 1923 vom französischen Geflügelverband anerkannten Rasse und legte die bis heute gültigen Standards fest. In Deutschland dauerte es noch einmal 70 Jahre, bis die Ente 1993 auch hier vom Verband anerkannt und in den Standard aufgenommen wurde. Mittlerweile gilt die Rouen-Claire-Ente bei Gourmets in Frankreich, England und Deutschland als »Feinschmeckervogel« schlechthin.

Ein Vogel für Feinschmecker

Vom Körperbau her ist sie eine breite und dennoch elegant wirkende Ente. Ihr Bauch ist tief und wohlgerundet. Das Gefieder ist wildfarbig, die Flügel sind dunkelbraungrau mit weiß eingefassten Spiegeln.

Die hübschen Vögel legen pro Saison 80 Eier mit weißer, cremefarbener oder grünlicher Schale und erreichen ein Gewicht von bis zu 4 Kilogramm. Das unverwechselbare Merkmal der Rouen-Claire-Ente ist jedoch ihre Länge: Es sind schon beeindruckende 90 Zentimeter vom Schnabel bis zur Schwanzspitze gemessen worden.

Das Fleisch der Ente ist besonders saftig, zart und besticht mit seinen feinen Fasern und dem leicht würzigen Geschmack. In der Normandie wird die Ente traditionell nicht geschlachtet, sondern »erstickt«, das Blut bleibt dabei im Körper. In französischen Restaurants gilt diese »Blutente« als besondere Spezialität. Mittlerweile hat die robuste französische Landente auch zahlreiche Anhänger in Deutschland gefunden und wird meist von Hobbyzüchtern gehalten. Auch bei »normaler« Schlachtung ist die Rouen Claire eine Delikatesse. Die qualitativ besten Enten stammen aus der Freilandhaltung, werden 20 bis 24 Wochen alt, und ihre Federn werden nach dem Schlachten trocken gerupft – so wird die Haut beim Braten schön knusprig. Nicht mehr vom Aussterben bedroht, ist die Ente dennoch eine echte Rarität von der Weide.

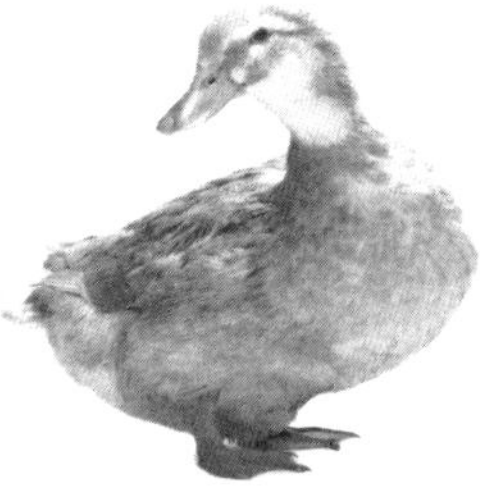

Sachsenente

Ostdeutscher Exportschlager

Die Sachsenente war ein echter ostdeutscher Exportschlager, weltweit verbreitet und wegen ihrer ertragreichen Wirtschaftsleistung geschätzt. Mit bis zu 3,5 Kilogramm gehört sie zu den Schwergewichten ihrer Art. Die bis zu 100 Eier pro Jahr, mit 80 Gramm Gewicht und schöner reinweißer Farbe, belegen ebenfalls ihre Nützlichkeit als Haustier. Und dennoch sieht man das schöne Tier mit dem blau-gelben Gefieder und den lebhaften, dunkelbraunen Augen zunehmend seltener. Der Drang der Sachsenente nach Bewegung im Freien und ihr Anspruch auf eine gepflegte Badestelle machen sie unattraktiv für die Massentierhaltung im Stall, außerdem ist sie nicht zur Mast geeignet. Versuche, die Tiere übermäßig zu füttern, führen zu faulen und trägen Enten, der ursprünglich lebhafte Charakter verkümmert zusehends. Doch Hobbyhalter und Entenliebhaber erfreuen sich nach wie vor an dem überaus hübschen Federvieh.

Dabei gehört die Sachsenente eher zu den jungen Vertretern innerhalb der klassischen Landrassen: Erst im Jahr 1957 wurde die Rasse in der DDR offiziell anerkannt, in der westdeutschen Republik ein Jahr später. Doch die Geschichte der schönen Ente mit den markanten weißen Streifen im Gesicht reicht weiter zurück: Bereits 1924 begann Albert Franz in Chemnitz mit der Züchtung von Rouenenten und blauen Pommernenten, mit dem Ziel, eine hübsche und kräftige Zweinutzungsrasse zu gestalten. Die Voraussetzungen an Masse und Legeleistung erreichte er, doch der gewünschte Farbschlag ließ auf sich warten. Nach Einkreuzung der Deutschen Pekingente stellte Albert Franz die nach seiner Heimat benannte Sachsenente erstmals auf einer Züchterausstellung vor, doch der Zweite Weltkrieg machte die

Bemühungen zunichte, die Bestände gingen fast vollständig ein. 1952 begann er mit einer Neuzüchtung, die fünf Jahre später zur Anerkennung führte. Der Erfolg kam schnell, bereits 1965 wurde die kräftige, ein wenig bullig wirkende Ente in die Schweiz exportiert, drei Jahre später nach Frankreich, daraufhin nach England und in die USA. Heute ist die Landente mit der breiten Brust und dem gewölbten Bauch, mit dem eng anliegenden Federkleid und ihren vielen Daunen auf der ganzen Welt geschätzt und verbreitet. Doch in ihrer Heimat gerät sie zunehmend in Vergessenheit. Für die Mast und Massenaufzucht besser geeignete Rassen haben ihr schon lange den Rang abgelaufen.

Robust und umgänglich

Dabei gilt die Fleischqualität der Sachsenente als besonders gut. Ganz gleich, ob Brust oder Schenkel, der Geschmack ihres Fleisches ist für jeden Gourmet ein Genuss: zart, mit guter Faserung und intensiv im Geschmack. Auch ihre umgängliche Art macht die Sachsenente zu einem wunderbar geeigneten Zuchttier. Dabei ist sie robust und widerstandsfähig, gerne verbringt sie den Tag mit kurzen Badegängen. Ihr Bruttrieb ist nicht sonderlich ausgeprägt, eine Aufzucht im Brutkasten jedoch absolut unproblematisch. Die Küken wachsen schnell heran und entwickeln sich prächtig. Wer sich auf die Zucht von Sachsenenten einlässt, wird den zutraulichen Charakter, die gute wirtschaftliche Nutzung und die Schönheit der Tiere schnell zu schätzen wissen.

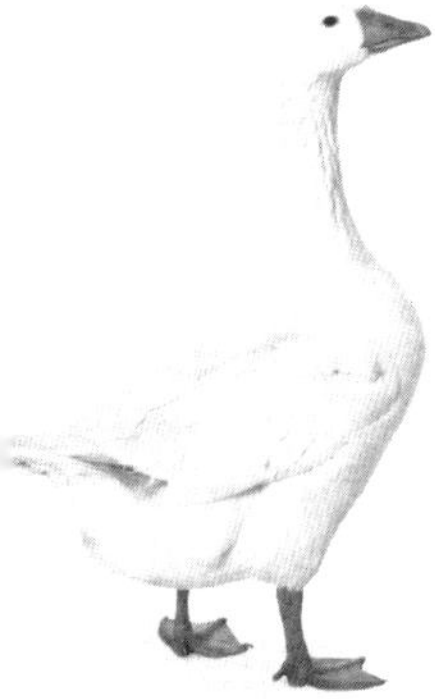

Diepholzer Gans

Anmutige Dauerläuferin

Während die Römer und später die Gallier im Lauf der Geschichte ihre Liebe zur heute umstrittenen Gänsestopfleber entdeckten, schätzten die Germanen eher den ganzen Vogel. Sie nutzten nach Möglichkeit alles, was das Tier hergab: sein Fleisch und das Schmalz, gerne aber auch seine Daunen als Füllmaterial und den Federkiel als Schreibgerät. Doch trotz jahrhundertelanger Zuneigung starben die alten Gänselandrassen fast aus, die Nachfrage nach Gänsefleisch, Daunen und Schreibfedern sank immer mehr. Ein Paradebeispiel hierfür ist die aus der ehemaligen Grafschaft Diepholz (Oldenburger Land) stammende Diepholzer Gans. In ihrem Ursprungsgebiet wurden schon über Jahrhunderte Gänse gehalten, gegen Ende des 19. Jahrhunderts züchtete man aus den alten Landrassen (zum Beispiel der Emdener Gans) die anmutige, reinweiße Diepholzer Gans und führte sie im Herdbuch. Besonders durch ihre außergewöhnliche Robustheit und Marschfähigkeit wurde sie schnell ein beliebtes Zuchttier der armen Landbevölkerung. Die Vorteile, sie im Nebenerwerb zu halten, waren überzeugend: Man konnte die Gans zu Tausenden auf die gemeindeeigenen Feuchtwiesen treiben und sie dort bis zum Winter sich selbst überlassen. Sie kümmerten sich liebevoll um ihren Nachwuchs. Die weiten Flächen der Diepholzer Moorniederung boten mit den grünen Moorwiesen ausreichend Futterquellen, die Gänse verschmähten im Gegensatz zu vielen Rassen nicht einmal die oft sauren Moorgräser. Übrigens sind Gänse im Gegensatz zu Enten reine Vegetarier. Schnecken und andere Kleintiere gehören nicht zu ihrem Speiseplan. Bei sinkenden Temperaturen im Winter war das genügsame Federvieh mit offen gehaltenen Stellen zufrieden und wurde mit Hafer- und Gerstenschrot bis zur Schlachtreife gemästet. Für den beliebten Weihnachtsbraten wurden die mittelschweren Gänse dann im Gänsemarsch auf die umliegenden Märkte getrieben, besonders geschätzt wegen ihrer kräftigen Brust und Keulen – sogar bis ins 240 Kilometer entfernte Köln. Die günstige Haltung der Gänse mit der stolzen, aufrechten Haltung und dem munteren Wesen und Geschnatter war ein Gewinn für alle, für die Halter und für die Kunden.

Blauäugige Schönheit

Mit der Auflösung der Gemeindegründe im Jahr 1935 begann der Niedergang der mittlerweile stark vom Aussterben bedrohten Rassegans in ihrer niedersächsischen Heimat. Die neuen Anforderungen der Landwirtschaft, die quantitative Zuchtausrichtung auf Masse, führten ab den 50er-Jahren zusätzlich zum Rückgang der stolzen Schönen aus dem Oldenburger Land. Heute gibt es bundesweit nur noch etwa 500 Exemplare der Diepholzer Gans, eine der wenigen überhaupt noch lebenden Landgansrassen.

Der rötliche Farbton des Schnabels und der Läufe bilden bei der Diepholzer Gans einen hübschen Kontrast zum reinweißen Gefieder. Auffallend sind auch die dunkelblauen Augen, die von einem schmalen orange-gelben Lid umrandet sind. Der Ganter erreicht ein stolzes Gewicht von 7 Kilogramm, die Gans von 5 bis 6 Kilogramm.

Die Diepholzer Gans hat fettarmes und zugleich feinfaseriges, zartes Fleisch von hervorragendem Geschmack. Auch als Lieferant für Federkiele und Daunen ist sie wie in alten Zeiten hoch geschätzt.

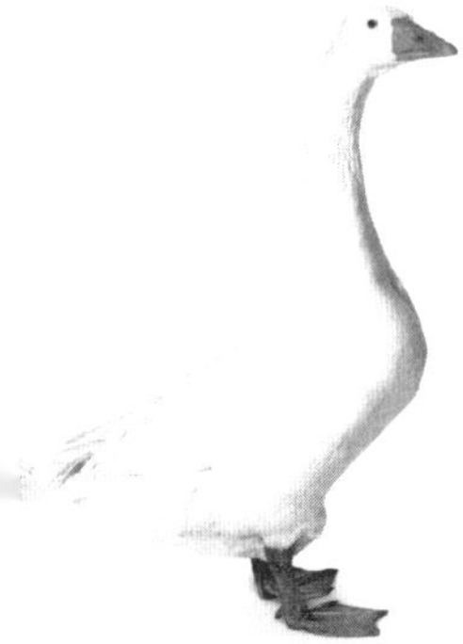

Emdener Gans

Majestätisch mit uralter Tradition

In ihren Adern fließt das Blut einer langen und vor allem erfolgreichen Geschichte. Tief im Westen, kurz vor der niederländischen Grenze, hat die majestätische Emdener Gans ihr Zuhause, und das seit bald 800 Jahren. Ihre beeindruckend große, kräftige und dennoch elegante Erscheinung, ihre lange Tradition und ihre überzeugenden Eigenschaften als Zuchttier machen sie zum Primus unter den mittlerweile selten gewordenen deutschen Rassegänsen.

Seit dem 13. Jahrhundert wird die reinweiße Schönheit gezielt gezüchtet. Ihre Ahnen sind die Graugans und eine aus der Gegend zwischen Emden und Bremen stammende alte Landrasse, die mächtige und langhalsige Schwanengans. Die hübsche Gestalt und die hervorragenden Eigenschaften zur Zucht haben sich über die Jahrhunderte gehalten und immer mehr verfeinert. Die Emdener Gans ist ein äußerst anspruchsloser Weidegänger und benötigt kein zusätzliches Kraftfutter, um sein Schlachtgewicht zu erreichen. Feuchtes und eher kühles Wetter, wie es im Norden regelmäßig herrscht, kann ihr nichts anhaben, und auch gegen Krankheiten ist sie gefeit. Robust, naturverbunden und umgänglich – eine echte Norddeutsche.

Sie wurde schnell über die Region hinaus bekannt und in viele Länder exportiert, darunter England und die USA. Die Emdener Gans wurde gerne mit modernen Gänserassen gekreuzt. Sie lieferte auch das »Ausgangsmaterial« für die heutigen modernen Hybridgänse der industriellen Gänsemast, wie sie vor allem in Polen und Ungarn betrieben wird. In nahezu 90 Prozent aller Gänse weltweit soll Emdener Blut fließen.

Warum war sie so beliebt? Besonders wegen ihrer großen Erscheinung und ihres hohen Schlachtgewichts. Die Emdener Gans misst einen Meter in der Höhe und wird gerne 10 Kilogramm schwer, der Ganter sogar 11 Kilogramm. Bei entsprechender Mast können es sogar noch ein, zwei Kilo mehr sein.

Kräftig, aber mit weichen Rundungen

Der reinweiße Vogel hat einen kräftigen Körper, einen schlanken Kopf und einen langen Hals, eine schöne Brust und ein ausladendes Hinterteil. Die Übergänge sind harmonisch, mit weichen Rundungen. So wirkt die Gans trotz ihrer Masse elegant. Sie liefert hervorragendes Fleisch und legt rund 40 Eier von je 150 bis 200 Gramm im Jahr. Selbstverständlich lassen sich auch ihre Daunen hervorragend nutzen. All das machte die Emdener Gans einen langen Zeitraum über zu einem äußerst beliebten Nutztier, das im Weser-Ems-Gebiet auf vielen Höfen zu finden war. Nach dem Ende des Zweiten Weltkriegs konnte die Emdener Gans nicht mehr an ihre Erfolgsgeschichte anknüpfen. Die wenigen Exemplare, die es noch gab, waren in schlechtem Zustand, es dauerte bis in die 70er-Jahre, den alten, starken und robusten Zuchttyp wieder heranzuziehen. Die Veränderungen in der Landwirtschaft taten ihr Übriges und beschleunigten den Niedergang des über Jahrhunderte so beliebten Federviehs. Die Freilandhaltung war nicht mehr kostendeckend, setzte der Verbraucher doch immer mehr auf »Billigware« aus dem Ausland oder auf fettarme Puten als Alternative zum festlichen Gänsebraten. Heute ist die Emdener Gans extrem in ihrem Bestand gefährdet: Es gibt nur noch circa 500 reinrassige Vögel. Schade, ist die alte Landrasse doch besonders schön und elegant, dabei widerstandsfähig und anhänglich. Hat man ihr Vertrauen erst gewonnen, kann man sich wunderbar mit ihr unterhalten. Jede Ansprache beantwortet sie mit Geschnatter. Und nicht zu vergessen das Fleisch, es ist äußerst delikat und hat ein intensives köstliches Aroma. Gans lecker: So sollte Gans schmecken.

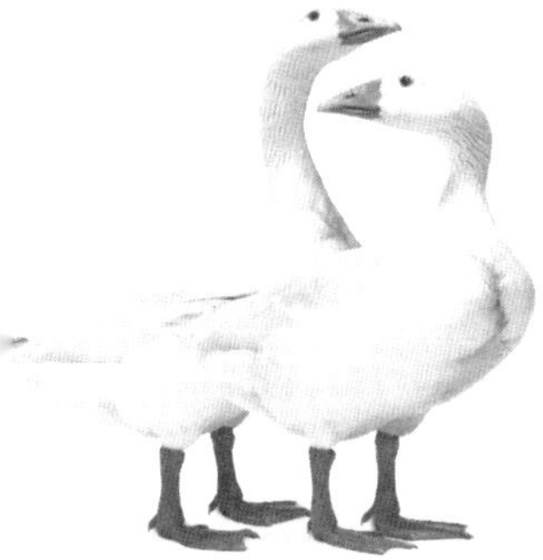

Lippegans

Westfälin mit markanter Nase

Der überwiegende Teil der am Martinstag oder zu Weihnachten verspeisten Gänse in Deutschland kommt nicht aus heimischen Gefilden. Rund 80 Prozent der agilen und aufmerksamen Tiere werden vornehmlich aus osteuropäischen Ländern importiert und landen bei uns als »Billiggänse« im Kühlregal der Supermärkte. Wie man sich vorstellen kann, sind die Bedingungen, unter denen sie dort aufgezogen und gemästet werden, meist nicht sonderlich tierfreundlich. Dabei gibt es sie noch, die ursprüngliche Landgans, die ohne Mast und Kraftfutter auch eine große Runde am weihnachtlichen Esstisch satt macht und zufriedenstellt.

Eine dieser einheimischen Gänserassen mit langer Tradition ist die Lippegans. Ihr ursprüngliches und bis heute angestammtes Gebiet ist die Region um die Städte Lippstadt, Soest und Paderborn, durch die der namensgebende Fluss Lippe fließt.

Entstanden ist die Lippegans vor rund 150 Jahren aus Kreuzungen zwischen den ansässigen Landgänsen mit geschecktem Gefieder und den weißen und stolzen Diepholzer Gänsen. Sie ist seit 1860 die einzige heimische Gans in Westfalen und sicherte der ländlichen Bevölkerung lange ein gutes Zubrot, dabei wurde sie vornehmlich kleinbäuerlich gehalten.

Die zunehmende Industrialisierung der Landwirtschaft, der Zerfall kleinbäuerlicher Strukturen und die Konkurrenz durch billigere Exportgänse führten in den 50er- und 60er-Jahren zum Niedergang dieser robusten Westfälin. Zählte man in den 1930er-Jahren noch knapp 70.000 Tiere, ist ihr Bestand heute mit bundesweit nur noch rund 50 Zuchtpaaren extrem gering. Die Gesellschaft zur Erhaltung alter und gefährdeter Nutztierrassen stuft sie zu Recht als extrem gefährdet ein. Beinahe wäre die Lippegans auch schon ausgestorben. In den 60er-Jahren aus dem Geflügelstandard gestrichen, existierten nur noch wenige Tiere, bis sich 1985 das Freilichtmuseum Detmold der Rasse annahm und sie damit vor dem endgültigen Aussterben rettete.

Muskulös und wanderfreudig

Seit 1989 ist die mittelschwere und besonders lauffreudige Gans wieder als eigenständige Rasse anerkannt. Zum Glück, denn die Westfälin ist ein echter Hingucker: Der orangene Farbton des Schnabels und der Läufe bilden bei der Lippegans einen hübschen Kontrast zum reinweißen Gefieder. Typisch für die Gans ist die Form ihres Schnabels. Dreikantig und mit aufspringenden Nasenlöchern versehen, ist er ein prägnantes Charakteristikum dieses schönen Tieres. Auffallend sind auch die dunkelblauen Augen, die von einem schmalen orange-gelben Lid umrandet sind. Die Gans ist eine typische Vertreterin der deutschen Landgänse: robust, beweglich und muskulös und damit besonders gut für die Freilandhaltung auf der Weide geeignet. Die wetterfeste Lippegans ist auch eine liebevolle Mutter, die sich gut um den Nachwuchs kümmert. In Freilandhaltung muss sie nicht zugefüttert werden, ernährt sich rein vegetarisch von Gräsern und erreicht ein Gewicht von 5 bis 7 Kilogramm. Das Fleisch soll delikat schmecken und sehr zart und feinfaserig sein. Die freundlichen, urwüchsigen und vor guter Gesundheit strotzenden Vögel sind bestens geeignet für Hobbyhalter, aber auch für Gänsezüchter, die Wert auf Qualität legen. Vielleicht bietet sich hiermit ja eine Chance für die Lippegans: Regionalität und Qualität sind längst wieder positiv besetzte Attribute. Schon weil die Westfälin zu den wenigen noch lebenden deutschen Landgansrassen zählt, sollte ihr Überleben uns am Herzen liegen.

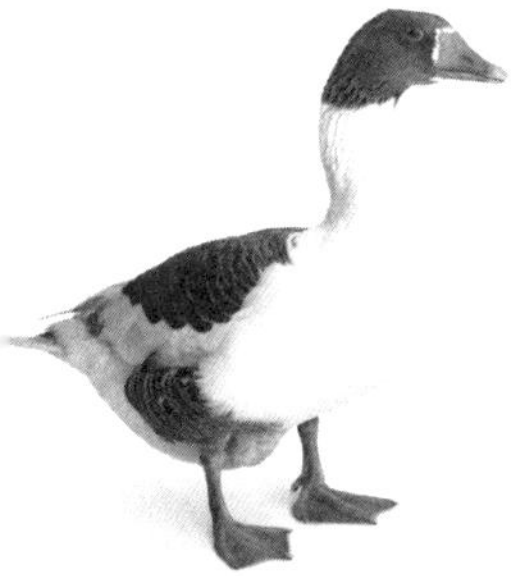

Pommerngans

Multitalent vom Land

Am 11. November, dem Martinstag, beginnt die Gänsesaison, denn wie die Schweine, so wurden auch die Gänse in früheren Zeiten besonders in der (Vor-)Weihnachtszeit geschlachtet und kamen als Martinsgans auf den Tisch. Der Ursprung dieses volkstümlichen Brauchs wird gern in der bekannten Geschichte des heiligen Martin von Tours wiedergegeben, der im Jahre 371 zum Bischof geweiht werden sollte, obwohl er sich nicht dazu berufen fühlte. Schnatternde Gänse verrieten den Mann, als er sich in einem Gänsestall versteckt hatte, und büßten dafür mit ihrem Leben. Gänse wurden jedoch nicht nur als Weihnachtsgans, sondern auch lange Zeit als Fastenspeise verzehrt und als Zahlungsmittel eingesetzt.

Eine dieser Rassen hat sich über die Jahrhunderte gehalten: die Pommerngans. Seit über 700 Jahren ist sie in ihrer Heimat Pommern und besonders auf Rügen, in der Uckermark und im Gebiet um Stralsund auf zahlreichen kleinen Höfen und großen Gütern zu finden. Die weiße, graue oder graugescheckte Pommerngans, auch Rügener Gans genannt, war seit jeher ein beliebter Landbewohner, auch weit über die Grenzen ihrer Ursprungsregion hinaus. Mit bis zu acht Kilogramm Gewicht, oftmals auch ohne Mast, ist die große und hübsche Gans eine Art Multitalent unter den Hofbewohnern. Als Weidegans anspruchslos in der Haltung, widerstandsfähig gegen Krankheiten und schlechtes Wetter, liefert sie sehr gute, wärmende Daunen und beschützt Haus und Hof genauso zuverlässig wie jeder Hofhund. Außerdem machen sie die breite, volle, teilweise hervortretende Brust und die starken Schenkel zu einem exzellenten Fleischlieferanten. Das kräftige und wohlschmeckende Fleisch wurde schon in früheren Zeiten hoch geschätzt und ist nicht nur als Weihnachtsbraten ein besonderer Genuss.

Grazile alte Dame

Obwohl die Pommerngans zu den großen Gänserassen zählt, ist sie ein ausgesprochen graziler Vogel. Ihren eiförmigen Körper mit den breiten Schultern trägt sie waagerecht bis leicht aufrecht und besticht durch ein straffes und eng anliegendes, gut schützendes Gefieder. Das ruhige Gemüt und der ausgeprägte Mutterinstinkt machen sie zu einem bestens geeigneten Naturbrüter, der sich liebevoll um seine Gössel (Gänseküken) kümmert. Am liebsten hat die Pommerngans Weidehaltung, bei der sie mit ihren Artgenossen zusammen die Umgebung erkunden und nach Herzenslust schnattern kann.

Trotz ihrer Robustheit und Anspruchslosigkeit ist der alte Landschlag der Pommerngans, immerhin seit 1912 als reinrassig verbrieft, zunehmend seltener geworden. Es drohte ihr dasselbe Schicksal wie so vielen alten Landrassen. Aber zum Glück besann man sich in den letzten Jahren besonders in ihrer Heimat wieder auf ihre Stärken, und so erlebt die Gans zumindest auf Rügen und in anderen Regionen Mecklenburg-Vorpommerns eine kleine Renaissance. Hält man Pommerngänse artgerecht und ökologisch sinnvoll mit viel Auslauf, natürlichem Futter und ausreichend sozialen Kontakten, können sie ein für Gänse sagenhaft hohes Alter von rund 40 Jahren erreichen. Genügend Zeit also, sich als Mensch an die Tiere zu gewöhnen und sich von ihrer Schönheit und ihrem Nutzen überzeugen zu lassen.

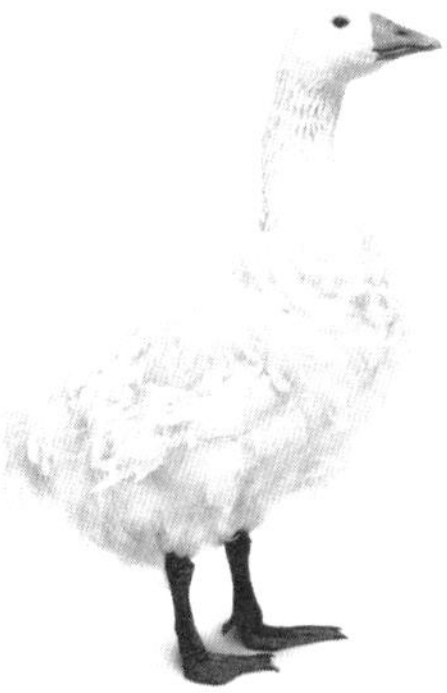

Ungarische Lockengans

Schönheit mit gelockter Mähne

Gänse mit gelocktem Federkleid? Gibt es tatsächlich. Die Ungarische Lockengans ist in ihrem Erscheinungsbild wohl einzigartig. Der hübsche Vogel mit seinen weißen, gewellten Federn geht auf die Graugans zurück und ist eine sehr alte Gänserasse. Die auf Mutation zurückzuführende Lockenpracht der Gans ist dabei in keinster Weise nachteilig, das Federvieh ist trotz seines ungewöhnlichen Aussehens ein robuster Vertreter der ursprünglichen Landrasse. Die Extravaganz, die den Ungarischen Lockengänsen in das hübsche Gesicht mit den schönen blauen Augen geschrieben steht, hält sie nicht davon ab, sich bei geeigneter Haltung im Freien zu tummeln und Wind und Wetter zu trotzen. Ursprünglich war sie in den Ländern donauabwärts und rund um das Schwarze Meer beheimatet, besonders häufig in Ungarn, das heute noch ihr hauptsächliches Verbreitungsgebiet ist. Während die Lockengans in Deutschland nur in Weiß bekannt ist, wird sie in ihrer Heimat auch in anderen Farbschlägen gezüchtet. Ihr apartes Aussehen war sicherlich ein entscheidender Grund dafür, dass sich im 19. Jahrhundert viele Anhänger fanden und sich die Lockengans schnell in ganz Europa ausbreiten konnte. Man gab ihr zahlreiche Namen: Zottelgans, Donaugans, welsche Gans, türkische Gans oder Odessa-Gans.

Gedrungen, aber vital

Die Lockengans ist eine Landgans von mittlerer Größe, die bis zu sechs Kilogramm schwer wird und etwas gedrungen wirkt. Wie alle alten Landrassen ist sie dabei jedoch äußerst vital, bewegt sich gerne in der Gruppe und mag es besonders, ausreichend Bademöglichkeiten zur Verfügung zu haben. Im Gegensatz zu ihren Artgenossen in den großen Zucht- und Mastbetrieben ist sie ausgesprochen widerstandsfähig und hat eine geringe Krankheitsanfälligkeit. Sie ist fruchtbar und kümmert sich liebevoll um ihren Nachwuchs. Ihr delikates Fleisch hat einen zarten Biss und ist hervorragend im Geschmack, intensiv und delikat zugleich. Die Gans legt rund 25 Eier im Jahr, die Schale hat eine satte weiße Farbe. In ihrem Ursprungsgebiet entlang der Donau kann sie auf eine lange Zeit als beliebtes und geschätztes Nutztier zurückblicken. Selbstverständlich lassen sich auch ihre Federn und Daunen hervorragend nutzen. Das gelockte Gefieder lässt sich zusammenrollen, ohne dass der Kiel bricht.

Obwohl sie früher sehr beliebt war, konnte sich die Lockengans nicht gegen die modernen Hybridrassen durchsetzen. Schönheit und guter Geschmack zählen nicht mehr viel, daher ist sie heute in ihrem Bestand gefährdet. Schade, ist die alte Landrasse doch einzigartig, was ihr Aussehen anbelangt, und dabei robust und anhänglich. Als Gänsevater oder -mutter gewinnt man schnell ihr Vertrauen und kann eine verlässliche Beziehung aufbauen. Aus diesem Grund wird die Ungarische Lockengans hauptsächlich von Hobbyzüchtern in ganz Europa gehalten und ist regelmäßige Besucherin von Tierschauen, wo ihr die bewundernden Blicke auf ihr Federkleid sicher sind. Eine Gans für Ästheten und Feinschmecker zugleich.

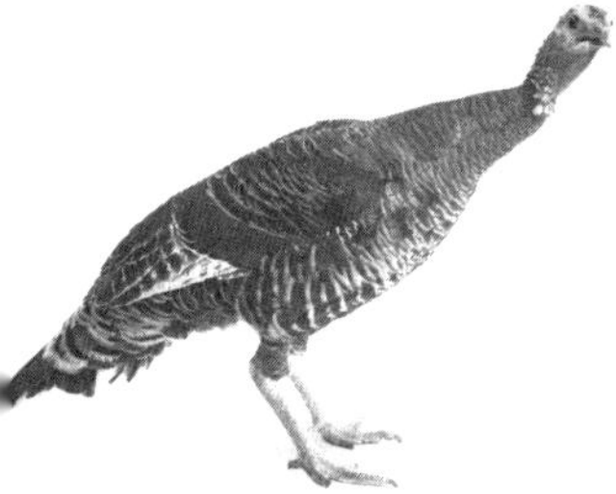

Bronzepute

Stolzer Vogel im schimmernden Glanz

Für viele ernährungsbewusste Konsumenten war die Pute die Rettung in höchster Not. Keine Schweinegrippe, kein BSE wurden der Pute zugerechnet, dafür umso mehr fettarmer Genuss. Mithilfe des geringen Fettgehalts, des feinen, Spöttern zufolge faden Geschmacks und des Bewusstseins, mindestens ein kleines bisschen besser zu sein als der ordinäre Schweineschnitzelesser, schaffte es die Pute auf den Speiseplan bewusster Verbraucher und Anhänger einer auf Gesundheit und Ausgewogenheit ausgerichteten Ernährung. Dass die Realität der Massenproduktion von immer mehr und immer günstigerem Putenfleisch nicht mit dem anvisierten Weltbild übereinstimmt, stört die wenigsten. Die Hybridzüchtungen der Hochleistungsputen haben die alten Rassen des ursprünglich aus Nord- und Mittelamerika stammenden Federviehs fast vollständig verdrängt, auch die Bronzepute stand kurz vor dem endgültigen Aus.

Dabei lohnt es sich, den Nachfahren der Wildpute, auch als Truthahn bekannt, zu erhalten, besonders wegen der bei Puten schon immer relativ geringen genetischen Vielfalt.

Die in Deutschland verbreitete schwere Bronzepute geht auf einen 1909 aus England importierten Hahn zurück. Besonders die starke Ähnlichkeit mit den Wildformen, die im 16. Jahrhundert durch spanische Seefahrer von Amerika nach Europa kamen, machte die Bronzepute zu einem beliebten Zuchtvogel. In Nordamerika schon fast ausgestorben, wurden die schönen Tiere mit dem lang gestreckten, kräftigen Rumpf und dem nackten, blauen und von roten Fleischwarzen besetzten Kopf vor allem auf Gutshöfen und von Großbauern gehalten. Doch die Bronzepute des alten Schlags konnte nicht mit den modernen

Hybridzüchtungen der Massentierhaltung mithalten, zu niedrig war die natürliche Gewichtszunahme und zu lang die Mastzeit. So zählte man 1997 nur noch 334 Zuchttiere. Die Erhaltungsmaßnahmen engagierter Züchter führten zu einer leichten Erholung des Bestandes, heute gibt es in Deutschland wieder eine Population von rund 800 Tieren. Trotz der vorsichtig aufstrebenden Tendenz führt die Gesellschaft zur Erhaltung alter und gefährdeter Haustierrassen die Bronzepute auf ihrer Roten Liste in der Kategorie II, als stark vom Aussterben gefährdet.

Schmuckstück

Dabei ist die Bronzepute ein imposanter Vogel, der bei artgerechter Haltung 10 bis 12 Jahre alt wird. Eine ausgewachsene Henne wiegt rund 7, ein Hahn 12 bis 15 Kilogramm. Die Henne legt 25 bis 50 braungelbe Eier im Jahr und ist eine sehr gute Brüterin. In früheren Zeiten schob man ihr deshalb auch gerne Hühner- und Enteneier unter. Die Pute hat einen kräftigen, gut bemuskelten Körper und ein schwarzes Gefieder mit starkem Bronzeglanz, das in allen Regenbogenfarben schillert. Der beeindruckende Vogel ist wesentlich widerstandsfähiger und vitaler als seine modernen Artgenossen, die, oft kaum noch lebensfähig, durch Medikamente bis zur Schlachtreife gebracht werden müssen. Die Bronzepute hingegen ist kerngesund und ernährt sich überwiegend von Früchten, Gräsern und Blättern, aber auch Insekten und Schnecken schmecken ihr. Das Fleisch, so wird berichtet, soll zart sein und von sehr gutem Geschmack. Wer einmal einen radschlagenden stolzen Hahn bei der Balz beobachten konnte, lässt sich schnell von seinem imposanten Aussehen einnehmen. Die Häuptlinge Nordamerikas wussten sehr genau, warum sie sich mit den Federn der Bronzepute schmückten.

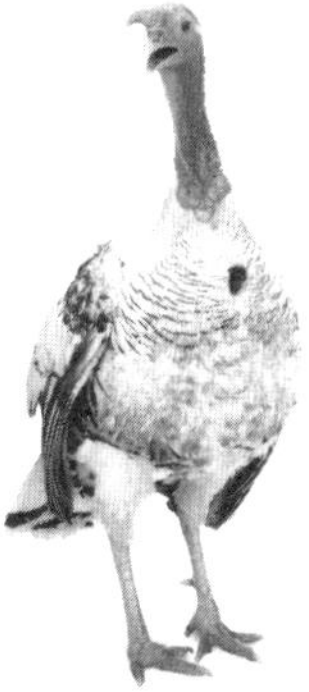

Cröllwitzer Pute

Vogel der Ureinwohner

Die ursprüngliche Heimat der Puten ist Nord- und Mittelamerika. Bereits um 500 vor Christus fingen die Ureinwohner Amerikas mit der Zähmung der Wildpute, auch Truthahn genannt, an. Die schweren Vögel und Waldbewohner dienten den Ureinwohnern als Nahrung, die Knochen als Werkzeug und die Federn als Schmuck. Um 1520 gelangten durch spanische Seefahrer die ersten »Indischen Hühner« nach Europa. Ihr Weg führte über Spanien nach England und 1533 schließlich nach Deutschland. In der zweiten Hälfte des 16. Jahrhunderts gab es bereits am Niederrhein und in den Niederlanden größere Herden von Puten. Mit der planmäßigen Putenzucht wurde in Deutschland allerdings erst zu Beginn des 20. Jahrhunderts begonnen. Es war Alfred Beeck, Direktor und Begründer der ersten staatlichen Lehr- und Versuchsanstalt für Geflügelzucht in Halle-Cröllwitz, der um 1910 mit der Zucht der Cröllwitzer Pute begann. In ihr findet sich vor allem die damals beliebte belgische Landrasse Ronquiéres wieder. 1932 bekam der hübsch gescheckte Vogel anlässlich des 25-jährigen Jubiläums des Sondervereins Deutscher Putenzüchter offiziell seinen Namen und wurde 1936 auf dem Weltgeflügelkongress in Leipzig mit großem Erfolg ausgestellt. In den 50er-Jahren begann allerdings schon wieder der Niedergang der Rasse. Heute ist sie im Bestand stark gefährdet, leben doch kaum mehr als 600 Tiere in Deutschland.

Baumschläfer

Wie alle Truthühner haben Cröllwitzer einen nackten Kopf und Hals mit rötlichen Hautwarzen. Wenn die Tiere aufgeregt sind, färben sich Kopf und Hals wie bei einigen Menschen intensiv rot. Während der Balz schlägt der Hahn ein Rad mit seinen Schwanzfedern, richtet sein Gefieder auf, spreizt die Flügel und wirbt um die Henne mit seinem typischen Ruf – ein hörens- und sehenswertes Spektakel. Die Puten haben ein weißes, schwarz gesprenkeltes Gefieder und werden vier bis acht Kilogramm schwer – und gehören damit zu den eher leichten Landrassen. Die Weibchen legen 20 bis 40 Eier im Jahr. Der imposante Vogel ist wesentlich robuster und vitaler als seine heutigen Artgenossen mit Namen wie »Big 6« und »T 9« aus der heute üblichen Massenhaltung mit ihren fabrikähnlichen Ställen. Während die Artgenossen in den Fabriken kaum genug Platz zum Umdrehen haben, genießt es die Cröllwitzer Pute, auf ausreichender Fläche herumzutoben und interessiert die Umgebung zu erkunden. Ähnlich wie ihre wilden Artgenossen zieht sie sich sogar zum Ausruhen und Übernachten auf Bäume zurück. Rasseputen gehören zu den Nachkommen einer der schwersten flugfähigen Vogelarten. Die kräftige Cröllwitzer Pute ist wetterfest und eignet sich hervorragend zur extensiven Freilandhaltung. Im Sommer schätzt sie schattige Plätze, im Winter einen trockenen, zugfreien Stall oder Unterstand. Auch mag sie Sandbäder. Lässt man sie frei weiden, ernährt sie sich überwiegend von Früchten, Gräsern und Blättern, aber auch von Insekten, Schnecken und anderen Kleinsttieren. Das Fleisch ist zart, fettarm und doch von sehr gutem Geschmack. Durch die geringen Bestände ist es jedoch schwierig, das Fleisch zu bekommen, also eine echte Rarität. Dabei ist gerade die hohe Fleischqualität im Zusammenspiel mit der unkomplizierten Haltung eigentlich eine gute Voraussetzung für eine wirtschaftliche Biozucht. Da es kaum mehr geeignete Putenrassen für die Freiland- und Biohaltung gibt, wäre das Überleben der Cröllwitzer Pute auch ein wichtiges Signal gegen den erschreckenden Schwund genetischer Vielfalt im Putenstall.

Anhang

Vereine, Organisationen und Verbände

Deutschland

aid infodienst
Ernährung, Landwirtschaft,
Verbraucherschutz e. V.
Heilsbachstr. 16, 53123 Bonn
Tel. 0228/84990
www.aid.de

Arbeitsgemeinschaft bäuerliche Landwirtschaft e. V. (AbL)
Bahnhofstr. 31, 59065 Hamm
www.abl-ev.de

Bioland Bundesverband
Kaiserstr. 18, 55116 Mainz
www.bioland.de

Demeter e. V.
Brandschneise 1
64295 Darmstadt
www.demeter.de

Deutscher Tierschutzbund
Neuland
Verein für tiergerechte und umweltschonende Nutztierhaltung
Baumschulallee 15
53115 Bonn
www.tierschutzbund.de/neuland

Gesellschaft zur Erhaltung alter und gefährdeter Haustierrassen e. V. (GEH)
Am Eschenbornrasen 11
37213 Witzhausen
Tel. 05542/1864
www.g-e-h.de

Naturland – Verband für ökologischen Landbau
Kleinhaderner Weg 1
82166 Gräfelfing
www.naturland.de

Pro Vieh e. V.
Küterstr. 7–9, 24103 Kiel
Tel. 0431/248280
www.vieh-ev.de

Slow Food Deutschland e. V.
Wilhelmstr. 22
71638 Ludwigsburg
Tel. 07141/9920972
www.slowfood.de

Stiftung Ökologie & Landbau (SÖL)
Weinstr. Süd 51
67098 Bad Dürkheim
www.soel.de

Tierpark Arche Warder e. V.
Langwedeler Weg 11
24646 Warder
Tel. 04329/91340
www.arche-warder.de

Österreich

Arche Noah
Gesellschaft für die Erhaltung der Kulturpflanzenvielfalt & ihre Entwicklung
Obere Str. 40
3553 Schiltern
www.arche-noah.at

Bio Austria
Theresianumgasse 11
1040 Wien
www.bio-austria.at

Freiland – Verband für ökologisch-tiergerechte Nutztierhaltung und gesunde Ernährung
Doblhoffgasse 7/10
1010 Wien
www.freiland.or.at

Schweiz

Stiftung ProSpecieRara
Unter Brüglingen 6
4052 Basel
www.prospecierara.ch

Tierparks und Zoos

Arche Warder
Zentrum für alte Haus- und Nutztierrassen e. V.
Langwedeler Weg 11
24646 Warder
Tel. 0 43 29/9 13 40
www.arche-warder.de

Haustierpark Lelkendorf
Alte Dorfstr. 20
17168 Lelkendorf
Tel. 03 99 56/2 95 09
www.haustierpark-lelkendorf.de

Natur- und Wildpark Waschleithe
Mühlberg 56
08344 Grünhain-Beierfeld
OT Waschleithe
Tel. 0 37 74/17 77 35
www.tierpark-waschleithe.de

Neunkircher Zoologischer Garten
Zoostr. 25
66538 Neunkirchen (Saar)
http://www.zoo-neunkirchen.de/

Tiergarten Worms
Freizeitbetriebe Worms
Monsheimer Str. 41
67549 Worms
Tel. 0 62 41/8 53 69 01
www.tiergarten-worms.de

Tierpark Sababurg
Sababurg 1, 34369 Hofgeismar
Tel. 0 56 71/7 66 49 90
www.tierpark-sababurg.de

Wildpark Hundshaupten
Hundshaupten 62
91349 Egloffstein
Tel. 0 91 97/2 41
www.hundshaupten.de

Wildpark Osterzgebirge
ST Geising
Dresdner Str. 37
01778 Altenberg
www.wildpark-osterzgebirge.de

WildPark Schloss Tambach
Schloßallee 3
96479 Weitramsdorf bei Coburg
Tel. 09 56 79/2 29 15
www.wildpark-tambach.de

Rassevereine und Bezugsadressen

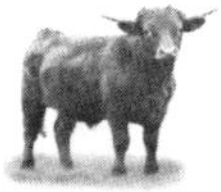

■ Angler Rind

Förderverein Angler Rind alter Zuchtrichtung
Angelnstr. 9
14392 Süderbrarup
Tel. 0 46 41/25 28
www.anglerrind-az.de

Verband Deutscher Rotviehzüchter
Peter Tordsen
Angelnhalle, 24392 Süderbrarup
Tel. 0 46 41/93 32 21
www.angler-rind.de

Bezugsquellen

Kirchhof Agrar
An der Kirche 6
36211 Alheim-Oberellenbach
Tel. 0 56 64/17 98
www.kirchhof-oberellenbach.de

Lorenzenhof
An de Beek 4, 24977 Langballig
Tel. 0 46 36/2 25
www.lorenzenhof-langballig.de

Wilhelminenhof
Angelika und Michael Balz
Große Heide 2, 49456 Bakum
Tel. 04446/7264

Angusrind

Angusrind Nord e. V.
Marietta Meyer
Eisbeckweg 3a, 49143 Bissendorf
Tel. 05402/3496
www.angus.de

Bundesverband Deutscher Angus-Halter e. V.
Karl-Eibl-Str. 17–27
91413 Neustadt a. d. Aisch
Tel. 09161/787103
www.angus-bundesverband.de

Bezugsquellen

Angushof Kleenlof
Bernd Kleenlof
Nincoper Str. 121
21129 Hamburg-Neuenfelde im Alten Land
Tel. 040/7459440
www.angusbeef-kleenlof.de

Angushof Schwarz
Konrad Schwarz und Iris Drzymalla
Niederreihe 29b
25358 Hohenfelde
Tel. 04127/8609471
www.angushof-schwarz.de

Michael Förster
Rhönstr. 19, 97799 Zeitlofs
Tel. 09746/9300006
www.rhoenangus.de

Dexter

Bundesrasseverband Deutscher Dexter-Züchter und -Halter e. V.
Postfach 1531, 27226 Sulingen
Tel. 04271/4630
www.dexter-bddz.de

Dexterverband Deutschland e. V.
Steenbeker Weg 151
24106 Kiel
Tel. 0431/338916
www.dexter-verband-deutschland.de

Bezugsquellen

Agrarhof Retschow
Reinshäger Str. 2
18211 Retschow
Tel. 038203/16612
www.agrarhof-retschow.de

Dexter-Zucht
Olaf Grätz
Einsteinstr. 27/29
06785 Oranienbaum
Tel. 034904/309490
www.dexter-zucht.de

Hof der kleinen Tiere
Petra Hamann
Alte Lindenstr. 10a
16348 Wandlitz
OT Zerpenschleuse
Tel. 0173/4605272
www.hofderkleinentiere.de

Hofgemeinschaft Weide-Hardebeck
Hof Weide
Weide 7
24576 Bimöhlen
Tel. 04327/14190

Tannerhof
Roger Brandes und Burgi von Mengershausen
Tannerhofstr. 32
83735 Bayrischzell
Tel. 08023/810
www.tannerhof.de

Englisches Parkrind

Bezugsquellen

Arche-Hof Rengershausen
Hartmut Müller und Uwe G. W. Hesse
Hombergstr. 12
Rengershausen
35066 Frankenberg
Tel. 02984/664
www.roteshoehenvieh.de

Hof Groß Banratz
Ingo Rosenberg
19273 Amt Neuhaus, OT Vockfey
Tel. 038841/20848
www.hofgrossbanratz.de

Fjällrind

Bezugsquellen

Arche-Hof Schlickenrieder
Anja und Georg Schlickenrieder
Markweg 50, 83624 Otterfing
Tel. 08024/92525
www.archehof-schlickenrieder.de

Luchswirtschaft
Norbert Weißbach
Linumhorster Str. 5
16766 Kremmen
Tel. 033055/20500
www.luchwirtschaft.de

Woody-Hills-Farm
Wolfgang Hans-Wilhelm Weber
Meierei 11
19412 Jülchendorf-Meierei
Tel. 038486/33556
www.Woody-Hills-Farm.de

Galloway

Bundesverband Deutscher Galloway-Züchter e. V.
Azaleenstr. 16a, 26219 Bösel
Tel. 04494/877342
www.galloway-deutschland.de

Galloway-Züchter Interessenvereinigung Nord
Willi Quand
Grotenheid 6, 24802 Emkendorf
Tel. 04392/408677
www.galloway-nord.de

Die Interessengemeinschaft Gallowayzüchter e. V.
Christian Huhn
Carl-Laute-Str. 16
35108 Allendorf/Eder
Tel. 06452/912999
www.galloway-hessen.de

Bezugsquellen

Bunde Wischen e. V.
Königswill 13, 24837 Schleswig
Tel. 04621/984080
www.bundewischen.de

Döberitzer Heide-Galloways
Döberitzer Str. 29
14476 Potsdam OT Fahrland
Tel. 03 32 08/50 88
www.doeberitzerheide-galloways.de

Gallowayhof Becker
Ursel und Georg Becker
Grambergweg 3, 49191 Belm
Tel. 0 54 06/25 76
www.gallowayhof-becker.de

Galloway-Zucht
Hans-Werner Seehusen
Brebelholzerstr. 23
24888 Steinfeld
Tel. 0 46 41/4 62 97 80
www.seehusen-galloway.de

Gallowayzucht Am Adelberg
Andrea und Bernhard Burkard
Josefshof, 76857 Völkersweiler
Tel. 0 63 46/92 82 74
www.adelberg-galloway.de

Galloway Zuchtbetrieb
Roland Gröner
Bruckstr. 14
72488 Sigmaringen
Ortsteil Jungnau
Tel. 0 75 77/74 24
www.galloway-gourmet-fleisch.de

Münchhof
Wilhelm Braack
Schwarzer Weg 2, 21635 Jork/Estebrügge
Tel. 0 41 62/89 62
www.galloway-biohof.de

■ Glanrind

Glanrind-Züchterverband e. V.
Weitersbacherhof
66903 Ohmbach
Tel. 0 63 86/64 96
www.glanrindzuechter-verband.de

Verband zur Erhaltung und Förderung des Glan- und Lahnrindes e. V.
Joachim Uebel
Bretzenheimer Str. 11, 55128 Mainz
Tel. 0 61 31/36 59 77
www.glanrind.de

Bezugsquellen

Bainerhof
Karlfried Simon
Bainerhof 1
55596 Waldböckelheim
Tel. 0 67 58/62 60

Heidehof Exterheide
Gerhard Stalljohann
Alter Postweg 18, 49525 Lengerich
Tel. 01 60/93 83 06 66
www.heidehof-exterheide.de

Hof Bannmühle
Hans Pfeffer
Staudernheimerstr. 1
55571 Odernheim
Tel. 0 67 55/10 53
www.bannmuehle.de

Hof Benker
Kerstin und Horst Benker
Mindener Str. 177
32369 Rahden
Tel. 0 57 71/40 96
www.kaffeehusinstrouhe.de

Hof Hoffstädte
Hedwig und Ludger Hoffstädte
Südlohner Diek 64, 46342 Velen
Tel. 02863/924858

Hof Hubertusblick
Horst Backmann
54595 Weinsheim-Hermespand
Tel. 06551/2033

Mühlenhof
Frank und Tanja Müller
Brückenstr. 2, 55606 Otzweiler
Tel. 06757/241
www.muehlenhof-otzweiler.de

Wintringer Hof
Gabriele Allwicher
Landstr. 254
66271 Kleinblittersdorf
Tel. 06805/1045

Eberhard Woerner
Im Tulpenweg 19, 66564 Ottweiler
Tel. 06824/3542

Heckrind

Verein zur Förderung des Auerochsen
Walter Frisch
Watzmannstr. 4
82319 Starnberg
www.aueroxen.de

Bezugsquellen

Weideland, Bio-Spezialitäten vom Auerochsen
Bahnhofstr. 23
24582 Bordesholm
Tel. 04322/8887118
www.eidertaler.info

Highland Cattle

Highland Cattle Zuchtverband Niedersachsen e. V.
Bergstr. 35
31737 Rinteln-Steinbergen
Tel. 05751/919314
www.highland-rinder.de

Verband Deutscher Highland Cattle Züchter und Halter e. V.
Lünkenstieg 2, 25563 Wrist
Tel. 04822/5566
www.highland.de

Bezugsquellen

Daniel Armbruster
Baumsatzstr. 45
72124 Pliezhausen
Tel. 0174/9718819
www.armbruster-forstbetrieb.de

Christine Baumann
Geroldsauer Str. 184
76534 Baden-Baden
Tel. 07221/99874
www.schottische-hochlandrinder.de

Dirk Hilge
Hansell 2, 48341 Altenberge
Tel. 02505/936716
www.hof-hilge.de

Stephan Janz
Billerbeck 6, 29465 Schnega
Tel. 05842/9819055
www.highlandcattle-jiggel.de

Hofladen Keine
Alte Dorfstr. 31, 24321 Behrensdorf
Tel. 04381/1891
www.highland-hof.de

Kai Pauli
Bahnhofstr. 21a
25868 Norderstapel
Tel. 0 48 83/4 58
www.pauli-highlandcattle.de

Hinterwälder Rind

Förderverein Hinterwälder e. V.
Martin Pfefferle
Oberrollsbach 3, 79677 Aitern
Tel. 0 76 73/72 15
www.hinterwaelder.com

Bezugsquellen

Arche-Hof-Broxten
Ute Jürgens
Alter Damm 1
49179 Venne-Broxten
Tel. 01 71/4 97 03 27
www.arche-hof-broxten.de

Bergwaldhof
Falko und Simone Möller
Unterm Berge 1
58540 Meinerzhagen
Tel. 0 23 54/1 35 83
www.bergwaldhof-1.de

Gut Marienhof
Hubertus und Maria-Jacinta Frhr. und Frfr. Roeder v. Diersburg
Gut Marienhof 1, 37281 Wanfried
Tel. 0 56 55/3 22
www.gutmarienhof.de

Haslachhof
Wolfram Wiggert
Hämmerleweg 24
79843 Löffingen
Tel. 0 76 54/10 25
www.hinterwaelder-fleisch.de

Hof am großen Moor
Ute und Günter Lange
Osterloher Str. 29
31603 Diepenau
Tel. 0 57 77/96 13 96
www.hof-am-grossen-moor.de.vu

Helmut Waldmann
Gödersheimer Mühle 1
52385 Nideggen/Wollersheim
Tel. 0 24 25/3 49
www.hinterwaelder-kuehe.de

Weidebetrieb Gerold Wein
Deisenbauernhof
Reinerzauer Oberdörfle 39
72275 Alpirsbach-Reinerzau
Tel. 0 74 44/9 11 45
www.hinterwaelder-rind.de

Limousin

Bezugsquellen

Claudia und Franz-Josef Grüner
Lönsweg 2, 48488 Emsbüren
Tel. 0 59 03/73 06
www.limousin-gruener.de

Limousinhof Klemm
Michael Klemm
Hauptstr. 70A
01762 Hartmannsdorf
Tel. 03 73 26/73 65
www.limousinhof-klemm.de

Schmalzenhof
Familie Heinrich Neumaier
Breitebene 7, 77716 Hofstetten
Tel. 0 78 32/21 17
www.schmalzenhof.de

Hans-Heinrich Seemann
Horsbeckerweg 13
24980 Wallsbüll
Tel. 04639/1379
www.limousin-online.de

■ Limpurger Rind

Züchtervereinigung Limpurger Rind e.V.
Eckartshäuser Str. 41
74532 Ilshofen
Tel. 07904/70073519
www.limpurger-rind.de

Bezugsquellen

Bauer's Brotzeit
Grünsfelder Str. 3
97941 TBB-Distelhausen
Tel. 09341/805936

Heinz Hofmann
Helmstheimer Hof
74736 Hardheim-Gerichtstetten
Tel. 06296/236

Rainer Hofmann
Aussiedlung 31
74572 Blaufelden-Wittenweiler
Tel. 07953/8565

Martin Mayer
Hengelgasse 1
74423 Obersontheim-Engelhofen
Tel. 07973/5924

Metzgerei Oswald
In der Kerz 4, 74545 Michelfeld
Tel. 0791/56833

Metzgerei Bernd Zinsler
Poststr. 34, 74573 Mulfingen
Tel. 07938/205

Metzgerei Hoflieferant Munz
Stuttgarter Str. 23
70469 Stuttgart-Feuerbach
Tel. 0711/36591400

Martin Munz
Mühlweg 1
74547 Untermünkheim-Haagen
Tel. 0791/855411

Heinz Rapp
Helle Eiche 56
73614 Schorndorf-Schornbach
Tel. 07181/43575

Gerda und Gerhard Vogel
Lanzenhaldenweg 7
73642 Welzheim-Eberhardsweiler
Tel. 07182/7882
www.biohof-vogel.de

■ Murnau-Werdenfelser Rind

Förderverein zur Erhaltung des Murnau-Werdenfelser Rindes e.V.
Viktualienmarkt 15
80331 München

Bezugsquellen

Gut Kerschlach
Gut Kerschlach 1, 82396 Pähl
Tel. 08808/92110
www.gutkerschlach.de

Leitzachtaler Ziegenhof
Werner und Martina Haase
Sandbichl 2–4
83730 Fischbachau
Tel. 08028/2064
www.ziegenhof-leitzachtal.de

Naturlandhof Fletzen
Manfred Schmid
Fletzen 2a, 83670 Bad Heilbrunn
Tel. 08046/188488

Anja und Georg Schlickenrieder
Markweg 50, 83624 Otterfing
Tel. 08024/92525
www.archehof-schlickenrieder.de

Sonnenhof
Johann Wiesholler
Oberhochstätter Str. 3
83339 Chieming
Tel. 0160/94668715
www.sonnenhof-chieming.de

■ Original Allgäuer Braunvieh

Allgäuer Braunvieh e. V.
Siegbert Heese
Ortsstr. 71
89194 Schnürpflingen
Tel. 07346/3469
www.ak-allgaeuer-braunvieh.de

Allgäuer Original Braunvieh-zuchtverein e. V. (Österreich)
Andreas Bühler
Jungholz 19, 87491 Jungholz
Tel. +43/5676/8176
www.originalbraunvieh-zuchtverein.de

Arbeitsgemeinschaft Originalbraunvieh, Bayern und Baden-Württemberg
Andreas Blank
Dorfstr. 12, 87776 Attenhausen
Tel. 08336/7612
www.originalbraunvieh.de

Bezugsquellen

Arche-Hof Birk
Barbara und Wolfgang Birk
Helingerstr. 9
87480 Weitnau-Hellengerst
Tel. 08378/932669
www.bio-birk.de

Demeter Hof Sonderhauser
Rita und Reinhold Sonderhauser
Höllthal 4, 84574 Taufkirchen
Tel. 08622/987405
www.demeterhof-sonderhauser.de

■ Rotbuntes Niederungsrind

Verein zur Erhaltung und Förderung des Rotbunten Niederungsrindes e. V.
Berthold Haarbeck
Uphoven 1, 48301 Nottuln

Bezugsquellen

Klaus Gebhard
Neukircher Str. 9
88069 Tannau
Tel. 07542/7870

Gut Wulfsdorf
Georg und Elisabeth Lutz
Bornkampsweg 39
22926 Ahrensburg
Tel. 04102/51109
www.gutwulfsdorf.de

Hof Schütte
Familie Ulf Schütte
Brinkstr. 4
49163 Bohmte-Hunteburg
Tel. 05475/1765

Hofgemeinschaft Gut Rothenhausen
Friedhelm Kruckelmann
23860 Groß Schenkenberg
Tel. 04508/7337
www.gutrothenhausen.de

Knuth Peters
Dorfstr. 53 a
31515 Großenheidorn
Tel. 05033/2868

Sophienlust, Gemeinnütziger Verein für Volkspädagogik, Landwirtschaftslehre und Sozialarbeit e. V.
Hof Sophienlust
24241 Schierensee
Tel. 04347/3360
www.hofsophienlust.de

Heinz-Wilhelm Woltmann
Süderende 75, 21782 Bülkau
Tel. 04754/657

Schwarzbuntes Niederungsrind

Verein zur Erhaltung und Förderung des Deutschen schwarzbunten Niederungsrindes
Hans-Jürgen Euler
Hofwiesenweg 35
36318 Schwalmtal-Rainrod
Tel. 06638/918481
www.schwarzbuntes-niederungsrind.de

Shorthorn

Bundesverband Shorthorn Züchter und Halter e. V.
Jens Kohrs
Westerheverstr. 4
25836 Osterhever
Tel. 04865/901842
www.deutsches-shorthorn.de

Bezugsquellen

Bauernhof vor dem Moore
Familie Knefelkamp
Salle 5, 31606 Warmsen
Tel. 05767/1534

Klaas Grothaus
Deitlinghauser Weg 11
49143 Bissendorf
Tel. 05472/958343

Hof Masker
Wolfgang Meier
Jenhorst 7, 31604 Raddestorf
Tel. 05765/1601
www.hof-masker.de

Bezugsquellen

Hof Euler
Hans-Jürgen und Christine Euler
Hofwiesenweg 35
36318 Schwalmtal-Rainrod
Tel. 06638/355
www.hof-euler.de

Hedwig und Ludger Hoffstädte
Südlohner Diek 64, 46342 Velen
Tel. 02863/924858

Ungarisches Steppenrind

Bezugsquellen

Karsten Orgis
Lindenstr. 11a, 14662 Wutzetz
Tel. 03 32 35/2 16 35
www.shagyazucht.de

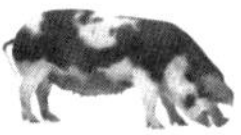

Angler Sattelschwein

Förderverein Angler Sattelschwein e. V.
Andrea Prahl
Pageroe 6, 24392 Ekenis
Tel. 01 73/18 51 57 51
www.angler-sattelschwein.de

Bezugsquellen

Biohof Spannbrück
24409 Gulde
Tel. 0 46 42/29 49
www.biohof-spannbrueck.de

Biolandhof Iversen
Svensteen 8, 24960 Munkbrarup
Tel. 0 46 31/74 24
www.urlaub-biohof.de

Fleischerei Thordsen
Am Ochsenmarkt 33a
24937 Flensburg
Tel. 04 61/50 36 00

Peter Hartdegen
Wesel 10, 49811 Lingen
Tel. 01 76/32 21 54 04

Hof Hohlegruft
Rolf Stoltenberg
Hohlegrufterstr. 4, 23813 Nehms
Tel. 0 45 55/4 24
www.hof-hohlegruft.de

Hof Pageroe
Andrea Prahl
Pageroe 6, 24392 Pageroe / Ekenis
Tel. 0 46 41/6 83
www.hofladen-pageroe.de

Wilhelminenhof
Angelika und Michael Balz
Große Heide 2, 49456 Bakum
Tel. 0 44 46/72 64

Buntes Bentheimer Schwein

Verein zur Erhaltung des Bunten Bentheimer Schweines e. V.
Firreler Weg 13
26670 Kleinoldendorf
www.bunte-bentheimer-schweine.de

Bezugsquellen

Arche- und Naturlandhof Büning
Martin Büning
Borghorster Str. 67, 48366 Laer
Tel. 0 25 54/86 20
www.naturlandhof-buening.de

Biohof Rülfing
Am Essingholtbach 1
46414 Rhede
Tel. 0 28 72/22 17
www.hof-ruelfing.info

Elbarche Wiesenhof
Familie Vogt
Elbstr. 32, 19273 Stiepelse
Tel. 03 88 44/2 18 45
www.elbarche-wiesenhof.de

Fleischer-Fachgeschäft Laschke
Christoph Laschke
Bahnhofstr. 25
48619 Heek
Tel. 0 25 68/9 62 83
www.fleischerei-laschke.de

Prima Porca
Hans und Gabriele Modlmair
Hohenbercha 23
85402 Kranzberg
Tel. 0 81 66/83 58
www.prima-porca.com

Sostmann Fleischwaren
Münsterstr. 26
49565 Bramsche
Tel. 0 54 61/9 95 50
www.sostmann.de

■ Mangalitza-Wollschwein

Bezugsquellen

Bio Lüske
Drakestr. 50, 12205 Berlin
Tel. 0 30/8 02 02 01 60
www.biolueske.de

Dorfmetzgerei Walter
Bruno Walter
Oberschopfheimer Hauptstr. 3,
77948 Friesenheim
Tel. 0 78 08/4 10
www.dorfmetzgerei-walter.de

Gründenhof
Gründen 2
76456 Kuppenheim
Tel. 0 72 22/4 06 52 75
www.gruendenhof.de

Hugotshof
Andreas und Melanie Hugot
Heidgen 24
52156 Monschau-Höfen
Tel. 0 24 72/9 70 14 67
www.hugotshof.de

Olive – das kleine Restaurant
Scheffelstr. 57, 76135 Karlsruhe
Tel. 07 21/84 49 55
www.olive-restaurant.de

Raubs Landgasthof
Hauptstraße 41
76456 Kuppenheim-Oberndorf
Tel. 0 72 25/7 56 23
www.raubs-landgasthof.de

■ Rotbuntes Husumer Schwein

Förderverein Rotbuntes Husumer Schwein e. V.
Christine Müller von Blumencron
Neue Mühle 4, 21516 Schulendorf
Tel. 01 60/92 97 81 75
www.rotbuntes-schwein.de

Bezugsquellen

Biohof Scapen
Heiner Heimbs
Schapenholz 10
38104 Braunschweig
Tel. 05 31/36 17 90
www.biohof-scapen.de

Hockmannshof
Heinrich-Alexander und Susanne Hock
Grellsbüllerstr. 4
25923 Humptrup
Tel. 04663/1889576
www.Hockmannshof.de

Hof Lütjensee
Günther Fielmann
Alte Schulstr. 13, 22952 Lütjensee
Tel. 04154/70474
www.hof-luetjensee.de

■ Schwäbisch-Hällisches Schwein

Bäuerliche Erzeugergemeinschaft Schwäbisch Hall
Haller Straße 20
74549 Wolpertshausen
Tel. 07904/ 97970
www.besh.de

Bezugsquellen
Eggehof Dörenhagen
Stefan Hoischen
Am Wallgraben 2
33178 Borchen-Dörenhagen
Tel. 05293/931121
www.eggehof.de

Metzgerei Ellinger-Kugler Gasthof zum Bären
Willi Kugler
Marktstr. 21
71672 Marbach am Neckar
Tel. 07144/5455
www.baeren-marbach.de

Metzgerei Rastetter
Krämerstr. 43, 76189 Karlsruhe
Tel. 0721/9573403
www.metzgerei-rastetter.de

Metzgerei Manfred Schuler
Bahnhofstr. 16, 79261 Bleibach
Tel. 07685/338
www.metzgerei-schuler.de

Metzgerei Seefried
Martin Seefried
Rother Str. 15, 91183 Abenberg
Tel. 09178/252
www.fleischlust.com

Prima Porca
Hans und Gabriele Modlmair
Hohenbercha 23
85402 Kranzberg
Tel. 08166/8358
www.prima-porca.com

■ Turopolje-Schwein

Bezugsquellen
Biohof Hausberg
Anton Dapont
Haag 10, 84385 Egglham
Tel. 0171/6713406
www.biohof-hausberg.de

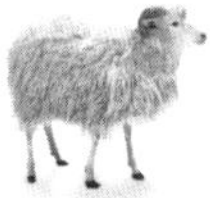

Bentheimer Landschaf

Land Unter e. V.
Zuschläge 5a, 49716 Meppen
Tel. 0 59 31/91 21 85
www.bentheimer-landschaf.de

Bezugsquellen

Arche- und Naturlandhof Büning
Borghorster Str. 67, 48366 Laer
www.naturlandhof-buening.de

Baucks Biogut
Henning Bauck
Bergstr. 30
29389 Bad Bodenteich
Tel. 0 58 24/23 46
www.bauck-shop.de

Hofgut Weitzel
Sierslebenerstr. 26/27
06347 Gerbstedt, OT Thondorf
Tel. 0 34 76/5 59 99 90
www.hofgut-weitzel.de

Hofkäserei Boschenhof
Norbert Seidl
Boschen 4, 88299 Leutkirch
Tel. 0 75 67/5 84
www.kaeserei-boschenhof.de

Juradistl-Schäferei
Uli Teich und Pierre Steinkamp
Furtmayrstr. 8a
93053 Regensburg
Tel. 09 41/6 96 59 95
www.walhalla-lamm.de

Landwert Hof
Landwert Hof 1
18519 Sundhagen
OT Stahlbrode
Tel. 03 83 28/6 51 10
www.landwert.de

Diepholzer Moorschnucke

Bezugsquellen

Fleischerei, Partyservice und Grillrestaurant Freese
Ludger Freese
Goldenstedter Str. 9
49429 Visbek
Tel. 0 44 45/75 13
www.fleischerei-freese.de

Hochmooraner Moorschnucken
Markus Lanfer
Landsbergstr. 58
48712 Gescher-Hochmoor
Tel. 0 28 63/14 79
www.hochmooraner-moorschnucken.de

Hof Facklam
Scharlbarg 15
21149 Hamburg-Fischbek
Tel. 0 40/7 02 82 31
www.hof-facklam.de

Schäferei Humpert
Haus Nr. 7
37696 Marienmünster-Löwendorf
Tel. 0 52 77/2 82
www.schaeferei-humpert.de

Schäferei Uhlenhof
Mathias Dreyer
Am Geestmoor 5, 49453 Rehden
Tel. 0 54 46/13 30
www.moorschnucke.de

Schäferhof Teerling
Jan Teerling
Schmiedestr. 13
27232 Sulingen
Tel. 0 42 71/95 12 51
www.moorschnucke.de

Weidenhof
David Goertsches
Rieper Moor 2
29640 Schneverdingen
OT Lünzen
Tel. 0 51 93/9 71 97 76
www.weidenhof.de

■ Rauwolliges Pommersches Landschaf

Interessengemeinschaft »Rauhwollige Pommersche Landschafe« e. V.
Joachim Westphal
Tel. 03 83 08/82 94
www.ig-pommernschafe.de

Zuchtverband für Ostpreußische Skudden und Rauhwollige Pommersche Landschafe e. V.
Sarah Kimmina
Im Sacke 20
37176 Nörten-Hardenberg
Tel. 0 55 94/8 91 84
www.schafzuchtverband.de

Bezugsquellen

Drönnewitzer Pommernzucht
Susanne Lüer und Günther v. Randow
Neuhofer Weg 1, 19243 Drönnewitz
Tel. 03 88 53/2 14 15
www.pommernzucht.de

Rauhwoller in Rinteln
Christoph Höller
Goldbecker Str. 29, 31737 Rinteln
Tel. 0 57 54/13 29
www.rauhwoller-in-rinteln.de

■ Rhönschaf

Vereinigung Deutscher Rhönschafzüchter
Reinhard Heintz
Kleebachstr. 16
35428 Langgöns-Dornholzhausen
Tel. 0 64 47/66 17
www.rhoenschafzuechter.de

Bezugsquellen

Arche Rhönschafhof
Familie Pößel
Marktstr. 43
99706 Sondershausen-Schernberg
Tel. 03 60 20/7 27 97
www.arche-rhoenschafhof-poessel.de

Arche-Hof-Broxten
Ute Jürgens
Alter Damm 1
49179 Venne-Broxten
Tel. 01 71/4 97 03 27
www.arche-hof-broxten.de

Gebrüder Kieser GbR
Peter Kieser, Thomas Kieser, Ewald Kieser
Schalkauer Str.
98673 Eisfeld
Tel. 0 36 86/32 24 18
www.schafzucht-kieser.de

Rhönschafladen
Josef und Zita Kolb
Friedhofsweg 4
97656 Oberelsbach-Ginolfs
Tel. 0 97 74/81 86
www.rhoenschaf-laden.de

Schäferei Weckbach
Dietmar Weckbach
Schlossstr. 1
36155 Ehrenberg-Wüstensachsen
Tel. 0 66 83/9 17 35 56
www.rhönschäfer-weckbach.de

■ Rotkopfschaf

Bezugsquellen

Bioland-Arche-Hof Gerstner
Anita und Karl-Heinz Gerstner
Eysölden F3
91177 Thalmässing
Tel. 0 91 73/97 18

■ Skudde

Bezugsquellen

Altmühltaler Schnuckenhof
Johann Georg Glossner
Ritter-von-Gluck-Str. 14
92334 Erasbach
Tel. 0 84 62/3 39
www.altmuehltaler-schnuckenhof.de/

Hof Bio-Baer
Marko Hönicke
Kaakstedt 43
17268 Gerswalde
www.bio-baer.de

Schäferei und Imkerei Fischer
Elfi-Marina und Andreas Fischer
Karl-Marx-Platz 12
16775 Löwenberg
Tel. 03 30 94/5 15 07
www.schafe-fischer.de

Skuddenhof Eifelhöhe
Dorothea Wolf
Hauptstr. 15
53902 Bad Münstereifel
Tel. 0 22 57/95 00 36
www.skudden-eifel.de

Skuddenhof Herrschaftliches Hymenmoor
Romana Kamps
Hymendorfer Str. 121
27607 Langen
www.skudde.com

Skuddenhof Moordiek
Heide Völtz und Norbert Westphal
Moordiek 11, 25358 Horst
Tel. 0 41 26/30 35 79
www.skudden-moordiek.de

■ Soayschaf

Interessengemeinschaft der Soayschafzüchter
Robert Biehunko
Schlossstr. 6, 85123 Karlskron
Tel. 0 84 53/13 19
www.ig-soay.de

Bezugsquellen
Kaffeehus in'n Strouhe (Archehof Benker)
Westermoor 2
32369 Rahden-Tonnenheide
Tel. 0 57 71/60 70 73
www.kaffeehusinstrouhe.de

■ Walachenschaf

Züchter und Freunde des Walachenschafes
Andre Nikolei und Nicole Paul
Petrus-Kregenow-Str. 6
19357 Postlin
Tel. 01 76/96 42 89 53
www.walachen-schafe.de

Bezugsquellen
Arche-Hof Familie Ketterle
Nathalie Ketterle
Bosslerstr. 1
73119 Zell unter Aichelberg
Tel. 0 71 64/1 21 17
www.archehof-ketterle.de

Arche-Hof Muskat
Markus Muskat
Massenbach 8, 91792 Ellingen
Tel. 0 91 41/87 71 51

■ Waldschaf

Bezugsquellen
Arche-Hof Gut Laubenhard
Familie Rebitzer
Waldbadstr. 2, 93155 Hemau
Tel. 0 94 91/34 89

Birgit Günther
Dahlhausen 5, 58553 Halver
Tel. 0 23 53/66 46 61
www.nutztier-arche-dahlhausen.de

Juradistl-Schäferei
Uli Teich und Pierre Steinkamp
Furtmayrstr. 8a
93053 Regensburg
Tel. 09 41/6 96 59 95
www.walhalla-lamm.de

Der Pausnhof Landhotel-Restaurant-Landwirtschaft
Familie Simmet
Goldener Steig 7
94568 St. Oswald
Tel. 0 85 52/40 88 60
www.pausnhof.de

■ Weiße Gehörnte Heidschnucke

Bezugsquellen
Biohof Beckers
Tiller Schnuckenschäferei
Tiller Weg 5, 26409 Wittmund
Tel. 0 44 62/94 24 86

Johann Georg Glossner
Kastengasse 8
92318 Neumarkt
Tel. 01 75/2 25 19 80
www.altmuehltaler-schnuckenhof.de

Andreas Hill
Sickerhook 18, 48291 Telgte
Tel. 0 25 04/8 83 88
www.hills-schafe.de

Schäferei Humpert
Löwendorf, Haus Nr. 7
37696 Marienmünster-Löwendorf
Tel. 0 52 77/2 82
www.schaeferei-humpert.de

Georg Schutte und Julia Schutte
Struthmühle, 35110 Frankenau
Tel. 0 64 55/75 55 17
www.schnuckenprojekt.de

■ Zackelschaf

Bezugsquellen

Hof Luna
Wilhelm Bertram
Im Siek 10, 31085 Everode
Tel. 0 51 84/95 89 58
www.hof-luna.de

Sonnenhof
Johann Wiesholler
Oberhochstätter Str. 3
83339 Chieming
Tel. 01 60/94 66 87 15
www.sonnenhof-chieming.de

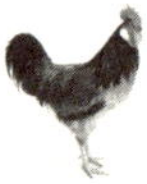

■ Augsburger Huhn

Förderverein Augsburger Huhn
Jochen Müller
Tegelberstr. 12, 86163 Augsburg
Tel. 08 21/6 08 03 28
www.augsburger-huhn.de

Bezugsquellen

Arche-Hof Birk
Barbara und Wolfgang Birk
Helingerstr. 9
87480 Weitnau-Hellengerst
Tel. 0 83 78/93 26 69
www.bio-birk.de

Bioland Arche-Hof Gerstner
Anita und Karl-Heinz Gerstner
Eysölden F3, 91177 Thalmässing
Tel. 0 91 73/97 18

Geflügelzucht Reitenauer
Simon Reitenauer
Ortsstr. 15, 89361 Landensberg
Tel. 01 52/33 54 32 50
www.simon-reitenauer.com

■ Brakel-Huhn

Sonderverein zur Erhaltung des Brakel- und Zwergbrakelhuhns
Uwe Maurer
Hoffenheimer Str. 28
74915 Waibstadt
Tel. 0 72 61/38 18
www.brakelhuehner.de

Deutscher Sperber

Erhaltungszuchtverein der Züchter des Deutschen Sperberhuhnes und der Deutschen Zwergsperber
Stefan Dalloz
Auf Wamescht 35
66780 Rehlingen-Siersburg
Tel. 0 68 33/82 99
www.deutschesperber.de

Bezugsquellen

Arche Rhönschafhof
Elisabeth Pößel
Marktstr. 43
99706 Sondershausen-Schernberg
Tel. 03 60 20/7 27 97
www.arche-rhoenschafhof-poessel.de

Arche-Hof Gamerschlagshof
Familie Steinhoff
Grenzdyck 3, 46509 Xanten
Tel. 0 28 01/9 88 42 24
www.gamerschlagshof.de

Arche-Hof Hoffstädte
Hedwig und Ludger Hoffstädte
Südlohner Diek 64, 46342 Velen
Tel. 0 28 63/92 48 58

Federfüßiges Zwerghuhn

Sonderverein der Züchter Federfüßiger Zwerghühner
André Mißbach
Etziner Dorfstr. 7, 14669 Ketzin
Tel. 03 32 33/7 37 39
www.federfuss.de

Ramelsloher Huhn

Sonderverein der Züchter des Ramelsloher Huhns von 1905
Thomas Jensen
v.-Liliencron-Str. 1, 24211 Preetz
Tel. 0 43 42/38 00
www.ramelsloher-huhn.de

Bezugsquellen

Arche-Hof Falltorhof
Gerd Manecke
Falltorstr. 5
63486 Bruchköbel-Rossdorf
Tel. 0 61 81/78 08 87

Hof Lütjensee
Günther Fielmann
Alte Schulstr. 13
22952 Lütjensee
Tel. 0 41 54/7 04 74
www.hof-luetjensee.de

Naturlandhof Lehner
Obere Dorfstr. 11
97258 Gülchsheim
Tel. 0 93 35/99 78 33
www.naturlandhof-lehner.de

Riesen-Brahma

Sonderverein der Züchter des Cochin-, Brahma- und Zwerg-Brahma-Huhnes e. V.
Volker Kazenmayer
Platanenstr. 83
71665 Vaihingen / Enz
Tel. 0 70 42/9 23 88
www.sv-cochin-brahma-zwerg-brahma.de

Bezugsquellen

Arche-Alfsee
Beate Wulf und Siegbert Ehmann-Wulf
Bootshafenstr. 1, 49597 Rieste
Tel. 0 54 64/35 13
www.arche-alfsee.de

Sundheimer Huhn

Verein zur Erhaltung des Sundheimer- und des Zwerg-Sundheimer-Huhnes
Monika Kosmahl
Frankenkamp 20, 59514 Welver
Tel. 0 23 84/38 19
www.sundheimerhuhn.de

Bezugsquellen

Arche-Hof Hoffstädte
Hedwig und Ludger Hoffstädte
Südlohner Diek 64, 46342 Velen
Tel. 0 28 63/92 48 58

Bioland Arche-Hof Gerstner
Anita und Karl-Heinz Gerstner
Eysölden F3, 91177 Thalmässing
Tel. 0 91 73/97 18

Domäne Dahlem Landgut und Museum
Astrid Masson
Königin-Luise-Str. 49
14195 Berlin
Tel. 0 30/66 63 00 12
www.domaene-dahlem.de

Nutztier-Arche Werl
Tobias Jungmann
Plaschkestr. 39, 59457 Werl
Tel. 0 29 22/91 14 21

Vorwerkhuhn

Sonderverein zur Zucht und Erhaltung der Vorwerk- und Zwergvorwerkhühner
Christian Thomas
Triftstr. 8, 99765 Heringen
Tel. 03 63 33/6 01 42
www.sv-vorwerk.de

Bezugsquellen

Arche Alfsee
Beate Wulf und Siegbert Ehmann-Wulf
Bootshafenstr. 1, 49597 Rieste
Tel. 0 54 64/35 13
www.arche-alfsee.de

Arche- und Naturlandhof Büning
Maria und Martin Büning
Borghorster Str. 67
48366 Laer
Tel. 0 25 54/86 20
www.naturlandhof-büning.de

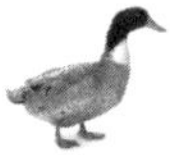

Deutsche Pekingente

Bezugsquellen

Arche-Hof-Broxten
Lars Degen
Alter Damm 1
49179 Ostercappeln-Venne
Tel. 0 54 76/9 18 99 33
www.arche-hof-broxten.de

Arche-Hof Gerstner
Anita und Karl-Heinz Gerstner
Eysölden F3, 91177 Thalmässing
Tel. 0 91 73/97 18

Arche-Hof Muskat
Markus Muskat
Massenbach 8, 91792 Ellingen
Tel. 0 91 41/87 71 51

Hausmoschusente

Bezugsquellen

Adlungshof
Jörg Adlung
Im Dorfe 5
99439 Ottmannshausen
Tel. 01 71/2 34 47 66
www.adlungshof.de

Indische Laufente

Sonderverein der Laufenten-züchter Deutschlands
Markus Kollhoff
Adenauer-Ring 63, 49393 Lohne
Tel. 0 44 42/7 25 74
www.laufenten-sv.de

Pommernente

Sonderverein der Entenzüchter
Paul-Erwin Oswald
Am Kreuz 18
67578 Gimbsheim
www.enten-sv.de

Bezugsquellen

Altmühltaler Schnuckenhof
Johann Georg Glossner
Ritter-von-Gluck-Str. 14
92334 Erasbach
Tel. 0 84 62/3 39
www.altmuehltaler-schnuckenhof.de

Arche-Hof Böner
Sandra und Heinz Böner
Zum Hölzchen 24
59609 Anröchte-Uelde
Tel. 0 29 47/56 95 50
www.boener.de

Arche-Hof Euler
Hofwiesenweg 35
36318 Schwalmtal-Rainrod
Tel. 0 66 38/3 55
www.hof-euler.de

Arche-Hof Wiesengrund
Ursula Habel und Thomas Hinze
Im Grund 6, 32694 Dörentrup
Tel. 0 52 65/78 97

Rouen-Clair-Ente

Sonderverein der Entenzüchter
Paul-Erwin Oswald
Am Kreuz 18, 67578 Gimbsheim
www.enten-sv.de

Sachsenente

Sonderverein der Entenzüchter
Paul-Erwin Oswald
Am Kreuz 18, 67578 Gimbsheim
www.enten-sv.de

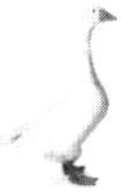

Diepholzer Gans

Sonderverein Deutscher Gänsezüchter
Mark Hoppe
Neuer Weg 14, 34305 Niedenstein
Tel. 05603/6749
www.svdeutschergaense zuechter.npage.de

Bezugsquellen

Arche Wilhelminenhof
Michael Balz
Große Heide 2
49456 Bakum, OT Büschel
Tel. 04446/7264

Arche-Hof Niklas
Bernd Niklas
Roter Rain 1
74360 Ilsfeld-Wüstenhausen
Tel. 07062/679595

Arche- und Naturlandhof Büning
Maria und Martin Büning
Borghorster Str. 67
48366 Laer
Tel. 02554/8620
www.naturlandhof-büning.de

Horst Johanning
Masch 1, 49356 Diepholz
Tel. 0171/8260403

Wildpferdgehege und Haustierpark in Liebenthal
Arne Broja
Weg zum Wildpferdegehege 1A, 16559 Liebenwalde-Liebenthal
Tel. 033054/62411
www.wildpferdgehege-liebenthal.de

Emdener Gans

Sonderverein Deutscher Gänsezüchter
Mark Hoppe
Neuer Weg 14
34305 Niedenstein
Tel. 05603/6749
www.svdeutschergaense zuechter.npage.de

Bezugsquellen

Arche-Hof Gamerschlagshof
Familie Steinhoff
Grenzdyck 3, 46509 Xanten
Tel. 02801/9884224
www.gamerschlagshof.de

Arche-Hof Gerstner
Anita und Karl-Heinz Gerstner
Eysölden F3
91177 Thalmässing
Tel. 09173/9718

Arche-Hof Hoffstädte
Hedwig und Ludger Hoffstädte
Südlohner Diek 64
46342 Velen
Tel. 02863/924858

Arche- und Naturlandhof Büning
Maria und Martin Büning
Borghorster Str. 67, 48366 Laer
Tel. 0 25 54/86 20
www.naturlandhof-büning.de

Mense Heeren Hülsebus
Klappweg 16
26725 Emden-Petkum
Tel: 0 49 21/5 71 10

■ Lippegans

Stammbuch Lippegans e. V.
Edith Schumacher
Sintfeld 15
59597 Erwitte-Wiggeringhausen
Tel. 0 29 45/16 41
www.stammbuch-lippegans.de

Bezugsquellen

Arche-Hof Euler
Hofwiesenweg 35
36318 Schwalmtal-Rainrod
Tel. 0 66 38/3 55
www.hof-euler.de

Arche-Hof Wiesengrund
Ursula Habel und Thomas Hinze
Im Grund 6, 32694 Dörentrup
Tel. 0 52 65/78 97

Bauernhof Fröndenberg
Otto und Monika Dahlhoff
Burgstr. 5
58730 Fröndenberg
Tel. 0 23 03/49 06 51
www.bauernhoferlebnis-froendenberg.de

Horst und Kerstin Benker
Mindener Str. 177
32369 Rahden
Tel. 0 57 71/40 96
www.kaffeehusinstrouhe.de

■ Pommerngans

Sonderverein Deutscher Gänsezüchter
Mark Hoppe
Neuer Weg 14, 34305 Niedenstein
Tel. 0 56 03/67 49
www.svdeutschergaensezuechter.npage.de

Bezugsquellen

Ökohof Thom
René und Ilona Thom
OT Stönkvitz 12, 18573 Samtens
Tel. 03 83 06/2 00 43
www.oekohof-thom.de

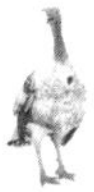

■ Bronzepute

Sonderverein Deutscher Puten und Perlhuhnzüchter 1907 e. V.
Drebenstedt 24, 38489 Jübar
Tel. 01 70/5 26 63 90
www.sv-puten-perlhuhn.de

Bezugsquellen

Arche-Hof Hoffstädte
Hedwig und Ludger Hoffstädte
Südlohner Diek 64, 46342 Velen
Tel. 0 28 63/92 48 58

Bauckhof Klein-Süstedt
Eichenring 18, 29525 Uelzen
Tel. 0581/90160
www.bauckhof-küche.de

Bauernhof Fröndenberg
Otto und Monika Dahlhoff
Burgstr. 5, 58730 Fröndenberg
Tel. 02303/490651
www.bauernhoferlebnis-froendenberg.de

Dömane Mechtildshausen Wiesbadener Jugendwerkstatt
Heidelinde Euler
65205 Wiesbaden-Erbenheim
Tel. 0611/790720
www.domaene-mechtildshausen.de

Gut Heimendahl
Hannes von Heimendahl
Haus Bockdorf 1, 47906 Kempen
Tel. 02152/89890
www.gut-heimendahl.de

■ Cröllwitzer Pute

Sonderverein Deutscher Puten und Perlhuhnzüchter 1907 e. V.
Drebenstedt 24, 38489 Jübar
Tel. 0170/5266390
www.sv-puten-perlhuhn.de

Literatur

aid infodienst: Rinderrassen, Bonn 2009.

Allmer, Frank: Stolze Hähne und fleißige Hennen. Cadmos Verlag, Brunsbek 2009.

Arnold, Anette & Rene Reibetanz: Alles für das Schaf. Handbuch für die artgerechte Haltung. Pala-Verlag, Darmstadt 2003.

Bauer, Wilhelm: Zwerghühner – munter, fleißig, keck. Verlag Eugen Ulmer, Stuttgart 2007.

Brackmann, Michael: Das andere Kuhbuch. 45 Rasseporträts und mehr. Cadmos Verlag, Brunsbek 2009.

Brörkens, Nina: Ziegen. Artgerecht und natürlich halten. Franckh Kosmos Verlag, Köln 2010.

Dahl, Dorothee: Schafe. Ideale Weidetiere an Haus und Hof. Cadmos Verlag, Brunsbek 2009.

Flammer, Dominik & Sylvan Müller: Das kulinarische Erbe der Alpen. AT Verlag, München 2013.

Frölich, Kai & Susanne Kopte: Alte Nutztierrassen. Selten und schützenswert. Cadmos Verlag, Brunsbek 2010.

Gutjahr, Axel: Schafhaltung auf Kleinflächen. Artgerechte Haltung, Fütterung, eigene Produkte. Oertel und Spörer Verlag, Reutlingen 2009.

Hagenkötter, Ann-Marie: Ziegen. Treue Freunde mit Köpfchen. Cadmos Verlag, Brunsbek 2010.

Haid, Hans: Das Schaf. Eine Kulturgeschichte. Böhlau Verlag, Köln 2010.

Haller, Martin: Seltene Haus- und Nutztierrassen. Stocker Verlag, Stuttgart 2000.

Hotze, Carola & Katrin Juliane Schiffer: Hühner halten. Artgerecht und natürlich. Franckh Kosmos Verlag, Köln 2013.

Herre, Sabine: Flusskrebse, Rübchen und Moorschnucken. Deutschlands regionale Spezialitäten neu entdeckt. Klett-Cotta Verlag, Stuttgart 2006.

Jacobs-Götze, Elisabeth & Steffi Brügge: Rinder. Rassen – Rezepte – Restaurants. Schleswig-Holsteins NaturGenuss. Wachholtz Verlag, Neumünster 2013.

Nina Kleinschmidt & Wolf-Michael Eimler: Wer hat das Schwein zur Sau gemacht? Droemersche Verlagsanstalt, München 1984.

Korn, von Stanislaus, Hermann Trautwein & Ulrich Jaudas: Landwirtschaftliche Ziegenhaltung. Verlag Eugen Ulmer, Stuttgart 2013.

Kurschus, Andrea: Das Milchziegenbuch. Verlag Eugen Ulmer, Stuttgart 2012.

Kühnemann, Helmut: Wir halten Nutztiere. Verlag Eugen Ulmer, Stuttgart 1998.

Martin, Glarita & Detlef W. Fölsch: Artgemäße Nutztierhaltung und ökologisch orientierte Landwirtschaft. Birkhäuser Verlag Basel 1989.

Mecklenburg, Jens: Das andere Schweinebuch. Von Wild- und Hausschweinen, Glücksbringern und armen Sauen. Cadmos Verlag, Schwarzenbek 2011.

Meuth, Martina & Bernd Neuner-Duttenhofer: Wo die glücklichen Hühner wohnen. Vom richtigen und vom falschen Essen. Bastei Lübbe Verlag, Köln 2008.

Müller, Wolfgang: Schwein. Das große Kochbuch. Umschau Verlag, Neustadt a. d. Weinstr. 2010.

Peitz, Beate & Leopold Peitz: Schweine halten. Verlag Eugen Ulmer, Stuttgart 2007.

Pingel, Heinz: Enten und Gänse. Egon Ulmer Verlag, Stuttgart 2008.

Reinhardt, Ludwig: Kulturgeschichte der Nutztiere. Verlag Ernst Reinhard, München 1912.

Sambraus, Hans Hinrich: Exotische Rinder: Wasserbüffel, Bison, Wisent, Zwergzebu, Yak. Verlag Eugen Ulmer, Stuttgart 2006.

Sambraus, Hans Hinrich: Farbatlas der Nutztierrassen. Verlag Eugen Ulmer, Stuttgart 2001.

Sambraus, Hans Hinrich: Gefährdete Nutztierrassen. Ihre Zuchtgeschichte, Nutzung und Bewahrung. Verlag Eugen Ulmer, Stuttgart 1999.

Schille, Hans-Joachim: Lexikon der Hühner. Komet Verlag, Köln 2005.

Schmidt, Horst: Taschenatlas Hühner und Zwerghühner. 182 Hühnerrassen für Garten, Haus, Hof und Ausstellung. Verlag Egon Ulmer, Stuttgart 2005.

Schwarz, Walter & Armin Six: Der große Geflügelstandard in Farbe. 1. Hühner, Truthühner, Perlhühner. Oertel und Spörer Verlag, Reutlingen 2002.

Slow Food Deutschland e. V.: Slow Food Genussführer Deutschland 2014. oekom Verlag, München 2013.

Stach, Günther: Geflügelställe und Ausläufe. Praktische Anleitung zum Planen und Bauen. Oertel und Spörer Verlag, Reutlingen 2004.

Stern, Horst: Stern Stunden – Bemerkungen über das Tier im Handel – Bemerkungen über das Hausschwein. Droemersche Verlagsanstalt, München 1989.

Teuteberg, Hans J.: Unsere täglich Kost. Studien zur Geschichte des Alltags. F. Coppenrath Verlag Münster 1986.

Thaller, Josef: Das Beste vom Schwäbisch-Hällischen Landschwein. Gmeiner Verlag, Messkirch 2003.

Verhoef, Esther & Aad Rijs: Hühner-Enzyklopädie. Nebel Verlag, Eggolsheim 2002.

Webert, Anne: Tiere und Nutzpflanzen aus alter Zeit. Von Heidschnucke bis Puffbohne. Blv Verlag, München 2013.

Winkelmann, Johannes & Hellmut Woernie: Schaf- und Ziegenkrankheiten. Verlag Eugen Ulmer, Stuttgart 2005.

Woernle, Helmut & Silvia Jodas: Geflügelkrankheiten. Verlag Eugen Ulmer, Stuttgart 2006.

Über den Autor

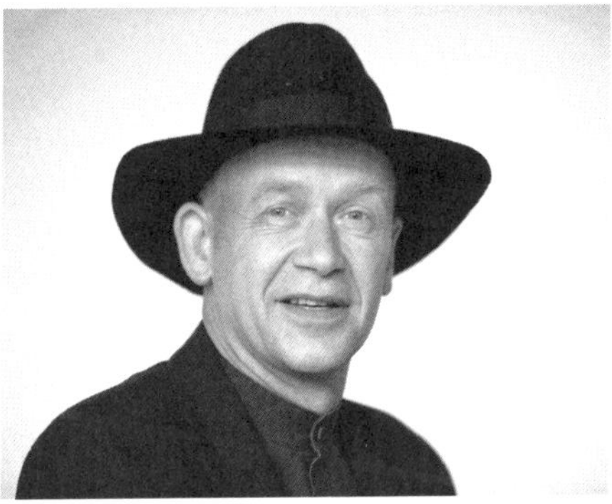

Jens Mecklenburg lebt und arbeitet als freier Journalist und Buchautor an der Kieler Förde und beschäftigt sich mit allen Themen rund ums Essen und Trinken. Die Förderung von nachhaltiger Genusskultur liegt dem Gastrokritiker besonders am Herzen. So wie er sich engagiert gegen die Fast-Food-Gesellschaft ausspricht, so vehement setzt er sich für einen respektvollen Umgang mit unseren Nutztieren ein. Nur artgerechte Haltungsformen sind für ihn akzeptable Haltungsformen. Industrielle Massentierhaltung ist für den Autor ein Angriff auf die Würde von Tier, Mensch und (Genuss)Kultur.

Dieses Buch lebt selbstverständlich auch von den Bildern der hier vorgestellten Tierrassen. Den Großteil des Bildmaterials hat Ingo Wandmacher beigesteuert, der seit mehr als 25 Jahren als freiberuflicher Fotograf tätig ist. Seine Spezialität sind Fotos von guten Lebensmitteln, Menschen, die sie lustvoll zubereiten, und Reisen in besondere Genussregionen. Autor und Fotograf haben zusammen schon so einige in Vergessenheit geratene regionale Spezialitäten »ausgegraben« und darüber publiziert.

Die weiteren Bilder haben freundlicherweise bereitgestellt: Uta Böttcher, Dieter Kraft, Michael v. Lüttwitz und Uwe Wünsch. Ihnen allen sei an dieser Stelle herzlich gedankt.